Cucina vegana

Scopri il gusto della cucina senza carne con queste ricette semplici e gustose

Valentina Bianchi

Contenuto

introduzione 9
Edamame e zucchine grigliate 11
Cavolo e pepe alla griglia 13
Okra e zucchine grigliate 15
Carciofi e lattuga grigliati 17
Cavolo e peperoni alla griglia 19
Barbabietole grigliate e cimette di broccoli 21
Fagioli edamame grigliati e lattuga romana 23
Cavolo alla griglia e peperone verde 25
Zucchine e cavoli grigliati 27
Gombo alla griglia e cipolla rossa 29
Carciofi grigliati e cipolle rosse 31
Cavolo e lattuga alla griglia 33
Barbabietole e carote alla griglia 35
Giovani carote e cipolle grigliate 37
Cimette di mais giovane e broccoli alla griglia 39
Cuori di carciofi alla griglia 41
Barbabietole e asparagi alla griglia 43
Cavolo alla griglia 45

Carciofi grigliati 46
Gombo e asparagi alla griglia 47
Cavolo alla griglia e insalata verde 49
Fagioli edamame e peperoni grigliati 51
Carotine e peperoni verdi grigliati 53
Cuori di carciofo grigliati e mais baby con vinaigrette al miele 55
Cavolo, barbabietole e carote grigliate 57
Gombo e carciofi alla griglia 59
Cavolo gombo e cipolla rossa grigliata 61
Edamame e cavolo grigliato 63
Carciofi, carote e cavoli grigliati 65
Barbabietole grigliate e cuori di carciofi 67
Asparagi grigliati con vinaigrette alla senape inglese 69
Nodo alla griglia e funghi Shitake 71
Cavolfiore alla griglia con patatine 73
Asparagi alla griglia con miso 75
Mais grigliato con pepe poblano 78
Broccoli grigliati con yogurt senza latte 80
Funghi grigliati con salsa di mandorle e limone 82
Finocchi super facili 84
Carote affumicate grigliate con yogurt vegano 85
Zucchine grigliate, funghi e cavolfiore 87
Asparagi Broccoli E Cavolfiore Alla Griglia 89
Carote grigliate con miele e glassa allo zenzero 91

Melanzane grigliate a spirale con pomodorini 93

Spiedini di zucchine grigliate 95

Spiedini di peperoncino Shishito con glassa Teriyaki Ricetta 97

Radicchio grigliato con formaggio vegano 98

Fagioli di avocado e una ciotola di pomodori 100

Ciotole di fagioli neri di quinoa 102

Cavoletti di Bruxelles con salsa di soia 104

Tagliatelle teriyaki vegane 106

Spaghetti vegani alla carbonara 108

Insalata di spaghetti di riso 110

Spaghetti vegani alla bolognese 112

Pomodorini ripieni al pesto 114

Insalata di zucchine grigliate con asparagi e melanzane 117

Insalata di indivia e melanzane alla griglia 119

Insalata con mela mango arrostita e cavoletti di Bruxelles 121

Insalata di melanzane grigliate e mango 123

Insalata Kale ananas e melanzane grigliate 126

Insalata di cavolfiore e pomodori alla griglia 128

Insalata di cavolo cappuccio e fagiolini alla griglia 130

Insalata di fagiolini grigliati e cavolfiore 132

Insalata Melanzane grigliate, carote e crescione 134

Insalata Carote grigliate, indivia e crescione 137

Insalata di melanzane grigliate e carote giovani 139

Insalata di crescione alla griglia con carote baby e fagiolini 141

- Insalata di mais e carciofi grigliati 143
- Insalata verde alla griglia con cuori di carciofi e insalata di agnello 145
- Cavolo rosso alla griglia e insalata di ciliegie 147
- Insalata di cavolfiore grigliato, carote giovani e crescione 150
- Insalata di lattuga Boston e zucchine grigliate 152
- Cuori di carciofo di cavolo Napa alla griglia e insalata di lattuga di Boston 154
- Insalata di cuori di carciofi grigliati piccanti 156
- Insalata di ananas e mango alla griglia 158
- Insalata tropicale di cavolfiore 160
- Lattuga romana arrosto e insalata di mango 162
- Insalata di mele e cavolo al forno 164
- Insalata di melanzane grigliate e spinaci 166
- Cavolo Napa Alla Griglia E Cuori Di Melanzane Di Carciofo 169
- Insalata di crescione e pomodori grigliati 171
- Insalata di crescione e cavolfiore alla griglia 173
- Insalata di cavolfiore grigliato, cavoletti di Bruxelles e crescione 175
- Insalata di pomodori e pesche grigliate 177
- Insalata di zucchine al forno, pesche e asparagi 179
- Insalata di cavolo e pomodori alla griglia 181
- Insalata di cavolo e cavolfiore alla griglia 184
- Melanzane e cavoli grigliati in vinaigrette al miele e mele 186

Insalata di cavolo e cavolfiore alla griglia con vinaigrette all'aceto balsamico 188

Insalata di melanzane e ananas alla griglia 190

Insalata di mango, mele e zucchine alla griglia 192

Insalata di mango di mele e pomodori alla griglia con vinaigrette all'aceto balsamico 194

Broccoli alla griglia e insalata di fagiolini 196

Insalata di spinaci e melanzane grigliate 199

Carote grigliate, crescione e insalata di cavolo 201

Insalata Insalata di Boston alla griglia, carote e crescione 203

Insalata di mais e cavolo alla griglia 205

Cavolini di Bruxelles grigliati e insalata di cavolo napa 207

Cavolo Napa Alla Griglia, Carotine E Insalata Di Lattuga Di Boston 209

Insalata di spinaci e melanzane grigliate 211

Insalata di carote e melanzane grigliate 214

Insalata di cavolo rosso e pomodori alla griglia 216

Asparagi arrosto, zucchine e insalata di cavolo rosso 218

introduzione

Il veganismo è un modo di mangiare che può essere adattato a qualsiasi età e sesso. La ricerca ha dimostrato che una dieta vegana può aiutare a ridurre i livelli di colesterolo. Aiuta anche chi è a dieta a evitare alcuni tipi di malattie come il diabete di tipo 2, le malattie cardiache, l'ipertensione e alcuni tipi di cancro.

Come sempre, vuoi iniziare gradualmente, un passo alla volta. La maggior parte delle diete fallisce quando una persona cerca di fare troppo e si aspetta troppo e troppo presto. Il modo migliore per mettersi a dieta è fare piccoli passi per aiutare la persona a dieta ad adattarsi al nuovo stile di vita a lungo termine. Alcuni di questi passaggi includono l'eliminazione della carne e di tutti i prodotti animali un pasto alla volta. Puoi anche evitare la carne per alcuni pasti della giornata.

Un altro passo che puoi intraprendere nel tuo viaggio nello stile di vita vegano è uscire con persone che la pensano allo stesso modo. Trascorri del tempo con i vegani sui forum e soprattutto nei gruppi. Questo ti aiuterà ad apprendere e ad adattare le migliori pratiche, oltre a condividere i tuoi pensieri e le tue opinioni con altri vegani.

Molte persone credono che i vegani manchino di varietà nella loro dieta a causa della mancanza di carne e latticini. Niente è più lontano dalla verità. Una dieta vegana consente a una persona di sperimentare una maggiore varietà di cibi mentre inizia a provare un'ampia varietà di frutta, verdura, cereali, semi e legumi. Questi tipi di alimenti sono ricchi di micronutrienti e fibre che non si trovano nella carne e nei latticini.

Molti sono stati anche portati a credere che una dieta vegana manchi di alcuni macronutrienti e minerali, come proteine e calcio, ma che ci sia una maggiore varietà di verdure e fagioli che possono facilmente sostituire carne e latticini. Ad esempio, il tofu è ricco di proteine.

Edamame e zucchine grigliate

ingredienti

20 pezzi. Fagioli Edamame

Tagliare 1 chilo di zucchine nel senso della lunghezza in bastoncini più corti

1 chilo di peperone verde, tagliato a strisce larghe

1 cipolla rossa grande, tagliata a rondelle da 1/2 pollice

1/3 di tazza di prezzemolo o basilico italiano, tritato finemente

Ingredienti per il condimento:

6 cucchiai di olio extravergine di oliva

1 cucchiaino di cipolla in polvere

Sale marino, a piacere

3 cucchiai. Aceto bianco distillato

1 cucchiaino di senape di Digione

Mescolare bene tutti gli ingredienti del condimento.

Riscaldare la griglia a bassa temperatura e ungere le griglie.

Su una griglia leggera con le verdure per 12 minuti per lato, fino a cottura.

Spalmare con gli ingredienti della marinata/condimento

Cavolo e pepe alla griglia

ingredienti

1 cavolo medio tagliato a fette

1 chilo di peperone verde, tagliato a strisce larghe

1 cipolla rossa grande, tagliata a rondelle da 1/2 pollice

1/3 di tazza di prezzemolo o basilico italiano, tritato finemente

Ingredienti per condire

6 cucchiai di olio d'oliva

1 cucchiaino di aglio in polvere

1 cucchiaino di cipolla in polvere

Sale marino, a piacere

3 cucchiai. aceto di vino bianco

1 cucchiaino di senape inglese

Mescolare bene tutti gli ingredienti del condimento.

Riscaldare la griglia a bassa temperatura e ungere le griglie.

Su una griglia leggera con le verdure per 12 minuti per lato, fino a cottura.

Spalmare con gli ingredienti della marinata/condimento

Okra e zucchine grigliate

ingredienti

10 pezzi. ocra

Tagliare 1 chilo di zucchine nel senso della lunghezza in bastoncini più corti

10 pezzi. cavoletti di Bruxelles

1 cipolla rossa grande, tagliata a rondelle da 1/2 pollice

1/3 di tazza di prezzemolo o basilico italiano, tritato finemente

Ingredienti per condire

6 cucchiai di olio d'oliva

3 gocce di salsa piccante Tabasco

Sale marino, a piacere

3 cucchiai. aceto di vino bianco

1 cucchiaino di maionese senza uova

Mescolare bene tutti gli ingredienti del condimento.

Riscaldare la griglia a bassa temperatura e ungere le griglie.

Su una griglia leggera con le verdure per 12 minuti per lato, fino a cottura.

Spalmare con gli ingredienti della marinata/condimento

Carciofi e lattuga grigliati

ingredienti

1 pc. Carciofo

1 mazzetto di foglie di lattuga romana

2 carote medie, affettate nel senso della lunghezza e tagliate a metà

4 pomodori grandi, a fette spesse

Ingredienti per condire

6 cucchiai di olio extravergine di oliva

Sale marino, a piacere

3 cucchiai. Aceto balsamico

1 cucchiaino di senape di Digione

Mescolare bene tutti gli ingredienti del condimento.

Riscaldare la griglia a bassa temperatura e ungere le griglie.

Su una griglia leggera con le verdure per 12 minuti per lato, fino a cottura.

Spalmare con gli ingredienti della marinata/condimento

Cavolo e peperoni alla griglia

ingredienti

1 mazzetto di cavolo

1 chilo di peperone verde, tagliato a strisce larghe

1 cipolla rossa grande, tagliata a rondelle da 1/2 pollice

1/3 di tazza di prezzemolo o basilico italiano, tritato finemente

Ingredienti per condire

6 cucchiai di olio extravergine di oliva

Sale marino, a piacere

1 cucchiaino di cipolla in polvere

1/2 cucchiaino di erbe provenzali

3 cucchiai. aceto bianco

1 cucchiaino di senape di Digione

Mescolare bene tutti gli ingredienti del condimento.

Riscaldare la griglia a bassa temperatura e ungere le griglie.

Su una griglia leggera con le verdure per 12 minuti per lato, fino a cottura.

Spalmare con gli ingredienti della marinata/condimento

Barbabietole grigliate e cimette di broccoli

ingredienti

5 pezzi. Barbabietola

1 chilo di peperone verde, tagliato a strisce larghe

10 fiori di broccoli

10 pezzi. cavoletti di Bruxelles

1 cipolla rossa grande, tagliata a rondelle da 1/2 pollice

1/3 di tazza di prezzemolo o basilico italiano, tritato finemente

Ingredienti per condire

6 cucchiai di olio extravergine di oliva

Sale marino, a piacere

3 cucchiai. Aceto di mele

1 cucchiaio. Miele

1 cucchiaino di maionese senza uova

Mescolare bene tutti gli ingredienti del condimento.

Riscaldare la griglia a bassa temperatura e ungere le griglie.

Su una griglia leggera con le verdure per 12 minuti per lato, fino a cottura.

Spalmare con gli ingredienti della marinata/condimento

Fagioli edamame grigliati e lattuga romana

ingredienti

20 pezzi. Fagioli Edamame

1 mazzetto di foglie di lattuga romana

2 carote medie, affettate nel senso della lunghezza e tagliate a metà

4 pomodori grandi, a fette spesse

Ingredienti per il condimento:

6 cucchiai di olio extravergine di oliva

1 cucchiaino di cipolla in polvere

Sale marino, a piacere

3 cucchiai. Aceto bianco distillato

1 cucchiaino di senape di Digione

Mescolare bene tutti gli ingredienti del condimento.

Riscaldare la griglia a bassa temperatura e ungere le griglie.

Su una griglia leggera con le verdure per 12 minuti per lato, fino a cottura.

Spalmare con gli ingredienti della marinata/condimento

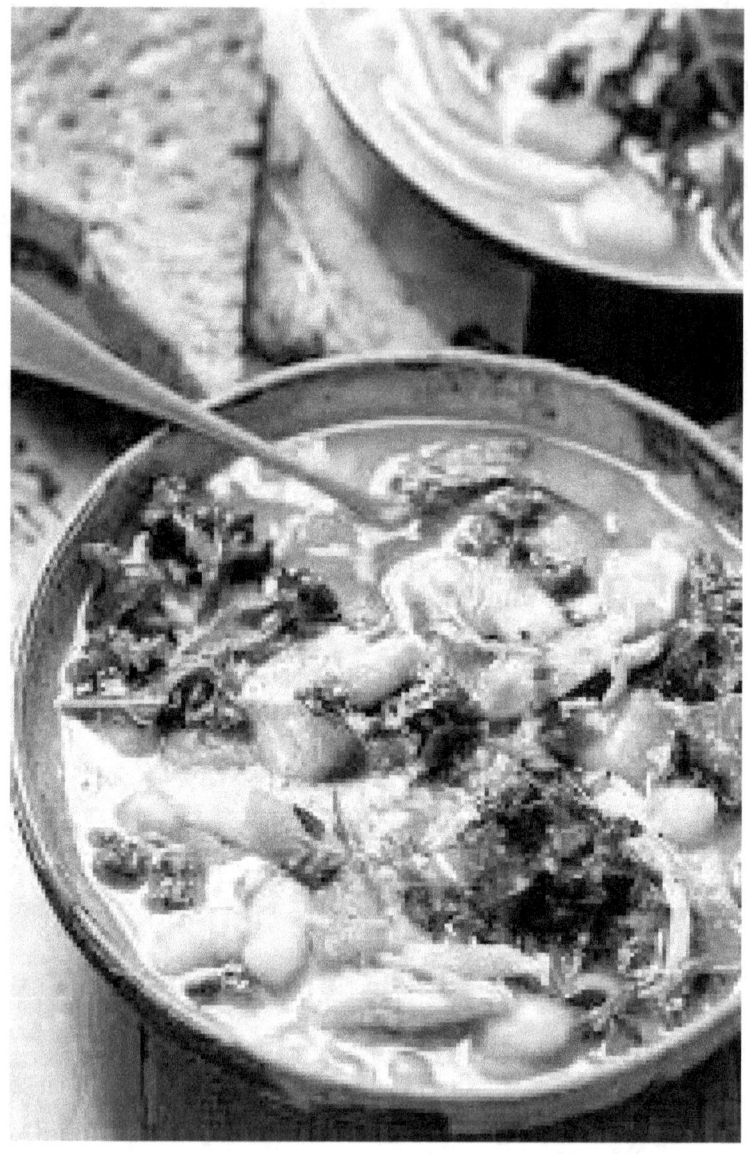

Cavolo alla griglia e peperone verde

ingredienti

1 cavolo medio tagliato a fette

1 chilo di peperone verde, tagliato a strisce larghe

1 cipolla rossa grande, tagliata a rondelle da 1/2 pollice

1/3 di tazza di prezzemolo o basilico italiano, tritato finemente

Ingredienti per condire

6 cucchiai di olio extravergine di oliva

Sale marino, a piacere

3 cucchiai. Aceto balsamico

1 cucchiaino di senape di Digione

Mescolare bene tutti gli ingredienti del condimento.

Riscaldare la griglia a bassa temperatura e ungere le griglie.

Su una griglia leggera con le verdure per 12 minuti per lato, fino a cottura.

Spalmare con gli ingredienti della marinata/condimento

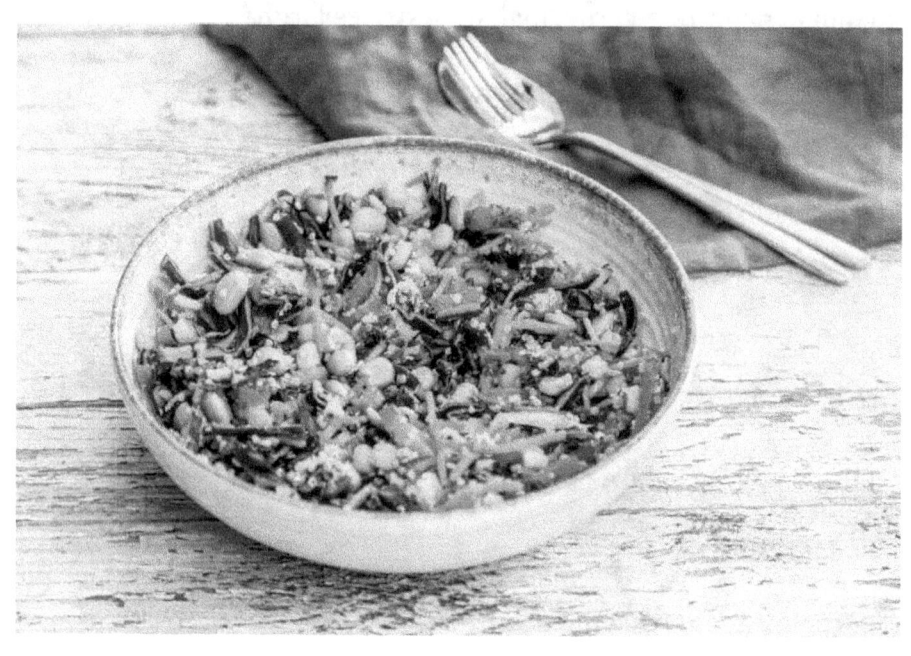

Zucchine e cavoli grigliati

ingredienti

Tagliare 1 chilo di zucchine nel senso della lunghezza in bastoncini più corti

1 cavolo medio tagliato a fette

1 cipolla rossa grande, tagliata a rondelle da 1/2 pollice

1/3 di tazza di prezzemolo o basilico italiano, tritato finemente

10 fiori di broccoli

10 pezzi. cavoletti di Bruxelles

Ingredienti per condire

6 cucchiai di olio d'oliva

3 gocce di salsa piccante Tabasco

Sale marino, a piacere

3 cucchiai. aceto di vino bianco

1 cucchiaino di maionese senza uova

Mescolare bene tutti gli ingredienti del condimento.

Riscaldare la griglia a bassa temperatura e ungere le griglie.

Su una griglia leggera con le verdure per 12 minuti per lato, fino a cottura.

Spalmare con gli ingredienti della marinata/condimento

Gombo alla griglia e cipolla rossa

ingredienti

10 pezzi. ocra

1 cipolla rossa grande, tagliata a rondelle da 1/2 pollice

1/3 di tazza di prezzemolo o basilico italiano, tritato finemente

Ingredienti per condire

6 cucchiai di olio d'oliva

1 cucchiaino di aglio in polvere

1 cucchiaino di cipolla in polvere

Sale marino, a piacere

3 cucchiai. aceto di vino bianco

1 cucchiaino di senape inglese

Mescolare bene tutti gli ingredienti del condimento.

Riscaldare la griglia a bassa temperatura e ungere le griglie.

Su una griglia leggera con le verdure per 12 minuti per lato, fino a cottura.

Spalmare con gli ingredienti della marinata/condimento

Carciofi grigliati e cipolle rosse

ingredienti

1 pc. Carciofo

1 cipolla rossa grande, tagliata a rondelle da 1/2 pollice

1/3 di tazza di prezzemolo o basilico italiano, tritato finemente

Ingredienti per condire

6 cucchiai di olio extravergine di oliva

Sale marino, a piacere

3 cucchiai. Aceto di mele

1 cucchiaio. Miele

1 cucchiaino di maionese senza uova

Mescolare bene tutti gli ingredienti del condimento.

Riscaldare la griglia a bassa temperatura e ungere le griglie.

Su una griglia leggera con le verdure per 12 minuti per lato, fino a cottura.

Spalmare con gli ingredienti della marinata/condimento

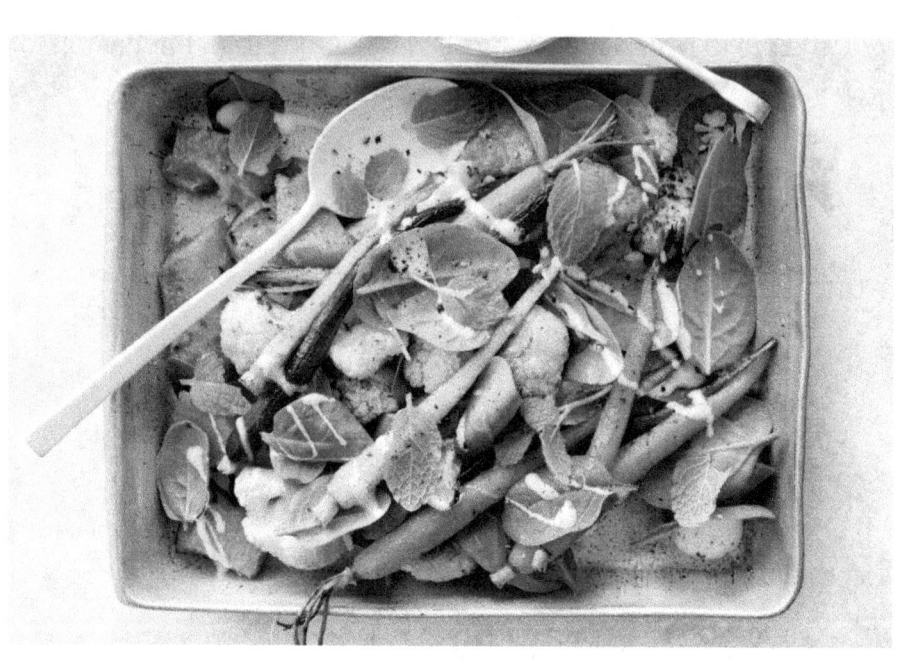

Cavolo e lattuga alla griglia

ingredienti

1 mazzetto di cavolo

1 mazzetto di foglie di lattuga romana

2 carote medie, affettate nel senso della lunghezza e tagliate a metà

4 pomodori grandi, a fette spesse

1/3 di tazza di prezzemolo o basilico italiano, tritato finemente

Ingredienti per condire

6 cucchiai di olio extravergine di oliva

Sale marino, a piacere

3 cucchiai. Aceto balsamico

1 cucchiaino di senape di Digione

Mescolare bene tutti gli ingredienti del condimento.

Riscaldare la griglia a bassa temperatura e ungere le griglie.

Su una griglia leggera con le verdure per 12 minuti per lato, fino a cottura.

Spalmare con gli ingredienti della marinata/condimento

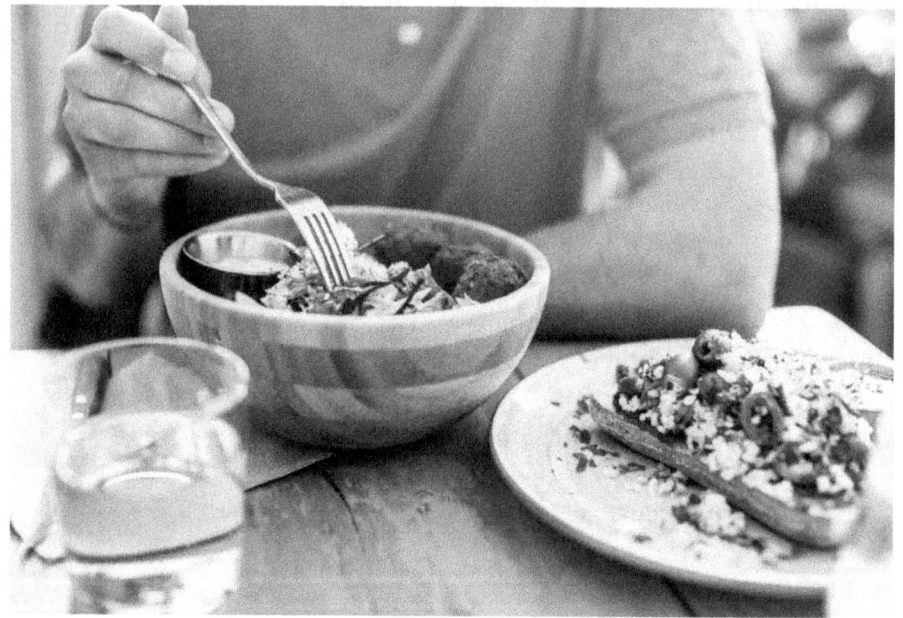

Barbabietole e carote alla griglia

ingredienti

5 pezzi. Barbabietola

1 mazzetto di foglie di lattuga romana

2 carote medie, affettate nel senso della lunghezza e tagliate a metà

4 pomodori grandi, a fette spesse

1/3 di tazza di prezzemolo o basilico italiano, tritato finemente

Ingredienti per il condimento:

6 cucchiai di olio extravergine di oliva

1 cucchiaino di cipolla in polvere

Sale marino, a piacere

3 cucchiai. Aceto bianco distillato

1 cucchiaino di senape di Digione

Mescolare bene tutti gli ingredienti del condimento.

Riscaldare la griglia a bassa temperatura e ungere le griglie.

Su una griglia leggera con le verdure per 12 minuti per lato, fino a cottura.

Spalmare con gli ingredienti della marinata/condimento

Giovani carote e cipolle grigliate

ingredienti

8 pz. giovani carote

1 cipolla rossa grande, tagliata a rondelle da 1/2 pollice

1/3 di tazza di prezzemolo o basilico italiano, tritato finemente

Ingredienti per condire

6 cucchiai di olio extravergine di oliva

Sale marino, a piacere

1 cucchiaino di cipolla in polvere

1/2 cucchiaino di erbe provenzali

3 cucchiai. aceto bianco

1 cucchiaino di senape di Digione

Mescolare bene tutti gli ingredienti del condimento.

Riscaldare la griglia a bassa temperatura e ungere le griglie.

Su una griglia leggera con le verdure per 12 minuti per lato, fino a cottura.

Spalmare con gli ingredienti della marinata/condimento

Cimette di mais giovane e broccoli alla griglia

ingredienti

10 pezzi. mais giovane

10 fiori di broccoli

10 pezzi. cavoletti di Bruxelles

1 cipolla rossa grande, tagliata a rondelle da 1/2 pollice

1/3 di tazza di prezzemolo o basilico italiano, tritato finemente

Ingredienti per condire

6 cucchiai di olio d'oliva

3 gocce di salsa piccante Tabasco

Sale marino, a piacere

3 cucchiai. aceto di vino bianco

1 cucchiaino di maionese senza uova

Mescolare bene tutti gli ingredienti del condimento.

Riscaldare la griglia a bassa temperatura e ungere le griglie.

Su una griglia leggera con le verdure per 12 minuti per lato, fino a cottura.

Spalmare con gli ingredienti della marinata/condimento

Cuori di carciofi alla griglia

ingredienti

1 tazza di cuori di carciofo

1 mazzetto di foglie di lattuga romana

2 carote medie, affettate nel senso della lunghezza e tagliate a metà

4 pomodori grandi, a fette spesse

1 cipolla rossa grande, tagliata a rondelle da 1/2 pollice

1/3 di tazza di prezzemolo o basilico italiano, tritato finemente

Ingredienti per condire

6 cucchiai di olio d'oliva

1 cucchiaino di aglio in polvere

1 cucchiaino di cipolla in polvere

Sale marino, a piacere

3 cucchiai. aceto di vino bianco

1 cucchiaino di senape inglese

Mescolare bene tutti gli ingredienti del condimento.

Riscaldare la griglia a bassa temperatura e ungere le griglie.

Su una griglia leggera con le verdure per 12 minuti per lato, fino a cottura.

Spalmare con gli ingredienti della marinata/condimento

Barbabietole e asparagi alla griglia

ingredienti

5 pezzi. Barbabietola

10 pezzi. asparago

1 mazzetto di foglie di lattuga romana

2 carote medie, affettate nel senso della lunghezza e tagliate a metà

4 pomodori grandi, a fette spesse

1 chilo di peperone verde, tagliato a strisce larghe

1 cipolla rossa grande, tagliata a rondelle da 1/2 pollice

1/3 di tazza di prezzemolo o basilico italiano, tritato finemente

Ingredienti per condire

6 cucchiai di olio extravergine di oliva

Sale marino, a piacere

3 cucchiai. Aceto di mele

1 cucchiaio. Miele

1 cucchiaino di maionese senza uova

Mescolare bene tutti gli ingredienti del condimento.

Riscaldare la griglia a bassa temperatura e ungere le griglie.

Su una griglia leggera con le verdure per 12 minuti per lato, fino a cottura.

Spalmare con gli ingredienti della marinata/condimento

Cavolo alla griglia

ingredienti

1 mazzetto di cavolo

1/3 di tazza di prezzemolo o basilico italiano, tritato finemente

Ingredienti per condire

6 cucchiai di olio extravergine di oliva

Sale marino, a piacere

3 cucchiai. Aceto balsamico

1 cucchiaino di senape di Digione

Mescolare bene tutti gli ingredienti del condimento.

Riscaldare la griglia a bassa temperatura e ungere le griglie.

Su una griglia leggera con le verdure per 12 minuti per lato, fino a cottura.

Spalmare con gli ingredienti della marinata/condimento

Carciofi grigliati

ingredienti

1 pc. Carciofo

1/3 di tazza di prezzemolo o basilico italiano, tritato finemente

Ingredienti per il condimento:

6 cucchiai di olio extravergine di oliva

1 cucchiaino di cipolla in polvere

Sale marino, a piacere

3 cucchiai. Aceto bianco distillato

1 cucchiaino di senape di Digione

Mescolare bene tutti gli ingredienti del condimento.

Riscaldare la griglia a bassa temperatura e ungere le griglie.

Su una griglia leggera con le verdure per 12 minuti per lato, fino a cottura.

Spalmare con gli ingredienti della marinata/condimento

Gombo e asparagi alla griglia

ingredienti

10 pezzi. ocra

10 pezzi. asparago

1 mazzetto di foglie di lattuga romana

2 carote medie, affettate nel senso della lunghezza e tagliate a metà

4 pomodori grandi, a fette spesse

Ingredienti per condire

6 cucchiai di olio d'oliva

1 cucchiaino di aglio in polvere

1 cucchiaino di cipolla in polvere

Sale marino, a piacere

3 cucchiai. aceto di vino bianco

1 cucchiaino di senape inglese

Mescolare bene tutti gli ingredienti del condimento.

Riscaldare la griglia a bassa temperatura e ungere le griglie.

Su una griglia leggera con le verdure per 12 minuti per lato, fino a cottura.

Spalmare con gli ingredienti della marinata/condimento

Cavolo alla griglia e insalata verde

ingredienti

1 cavolo medio tagliato a fette

1 mazzetto di foglie di lattuga romana

2 carote medie, affettate nel senso della lunghezza e tagliate a metà

4 pomodori grandi, a fette spesse

1 cipolla rossa grande, tagliata a rondelle da 1/2 pollice

1/3 di tazza di prezzemolo o basilico italiano, tritato finemente

Ingredienti per condire

6 cucchiai di olio d'oliva

3 gocce di salsa piccante Tabasco

Sale marino, a piacere

3 cucchiai. aceto di vino bianco

1 cucchiaino di maionese senza uova

Mescolare bene tutti gli ingredienti del condimento.

Riscaldare la griglia a bassa temperatura e ungere le griglie.

Su una griglia leggera con le verdure per 12 minuti per lato, fino a cottura.

Spalmare con gli ingredienti della marinata/condimento

Fagioli edamame e peperoni grigliati

ingredienti

20 pezzi. Fagioli Edamame

1 chilo di peperone verde, tagliato a strisce larghe

1 cipolla rossa grande, tagliata a rondelle da 1/2 pollice

1/3 di tazza di prezzemolo o basilico italiano, tritato finemente

Ingredienti per condire

6 cucchiai di olio extravergine di oliva

Sale marino, a piacere

3 cucchiai. Aceto balsamico

1 cucchiaino di senape di Digione

Mescolare bene tutti gli ingredienti del condimento.

Riscaldare la griglia a bassa temperatura e ungere le griglie.

Su una griglia leggera con le verdure per 12 minuti per lato, fino a cottura.

Spalmare con gli ingredienti della marinata/condimento

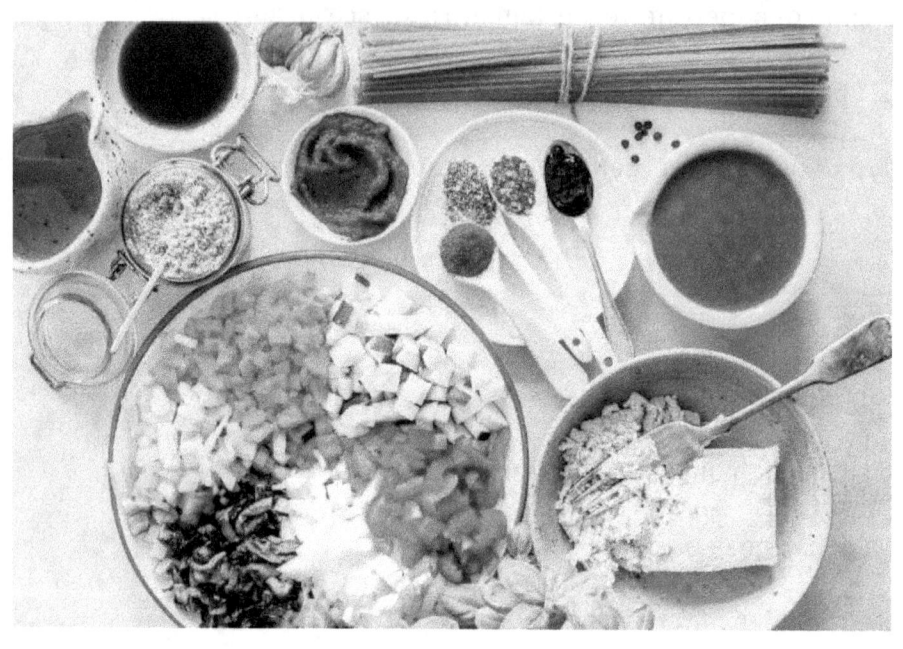

Carotine e peperoni verdi grigliati

ingredienti

8 pz. giovani carote

1 chilo di peperone verde, tagliato a strisce larghe

10 fiori di broccoli

10 pezzi. cavoletti di Bruxelles

1 cipolla rossa grande, tagliata a rondelle da 1/2 pollice

1/3 di tazza di prezzemolo o basilico italiano, tritato finemente

Ingredienti per condire

6 cucchiai di olio extravergine di oliva

Sale marino, a piacere

1 cucchiaino di cipolla in polvere

1/2 cucchiaino di erbe provenzali

3 cucchiai. aceto bianco

1 cucchiaino di senape di Digione

Mescolare bene tutti gli ingredienti del condimento.

Riscaldare la griglia a bassa temperatura e ungere le griglie.

Su una griglia leggera con le verdure per 12 minuti per lato, fino a cottura.

Spalmare con gli ingredienti della marinata/condimento

Cuori di carciofo grigliati e mais baby con vinaigrette al miele

ingredienti

1 tazza di cuori di carciofo

10 pezzi. mais giovane

1 mazzetto di foglie di lattuga romana

2 carote medie, affettate nel senso della lunghezza e tagliate a metà

4 pomodori grandi, a fette spesse

1/3 di tazza di prezzemolo o basilico italiano, tritato finemente

Ingredienti per condire

6 cucchiai di olio extravergine di oliva

Sale marino, a piacere

3 cucchiai. Aceto di mele

1 cucchiaio. Miele

1 cucchiaino di maionese senza uova

Mescolare bene tutti gli ingredienti del condimento.

Riscaldare la griglia a bassa temperatura e ungere le griglie.

Su una griglia leggera con le verdure per 12 minuti per lato, fino a cottura.

Spalmare con gli ingredienti della marinata/condimento

Cavolo, barbabietole e carote grigliate

ingredienti

1 mazzetto di cavolo

5 pezzi. Barbabietola

2 carote medie, affettate nel senso della lunghezza e tagliate a metà

4 pomodori grandi, a fette spesse

1 cipolla rossa grande, tagliata a rondelle da 1/2 pollice

1/3 di tazza di prezzemolo o basilico italiano, tritato finemente

Ingredienti per il condimento:

6 cucchiai di olio extravergine di oliva

1 cucchiaino di cipolla in polvere

Sale marino, a piacere

3 cucchiai. Aceto bianco distillato

1 cucchiaino di senape di Digione

Mescolare bene tutti gli ingredienti del condimento.

Riscaldare la griglia a bassa temperatura e ungere le griglie.

Su una griglia leggera con le verdure per 12 minuti per lato, fino a cottura.

Spalmare con gli ingredienti della marinata/condimento

Gombo e carciofi alla griglia

ingredienti

10 pezzi. ocra

1 pc. Carciofo

1 cipolla rossa grande, tagliata a rondelle da 1/2 pollice

1/3 di tazza di prezzemolo o basilico italiano, tritato finemente

Ingredienti per condire

6 cucchiai di olio d'oliva

3 gocce di salsa piccante Tabasco

Sale marino, a piacere

3 cucchiai. aceto di vino bianco

1 cucchiaino di maionese senza uova

Mescolare bene tutti gli ingredienti del condimento.

Riscaldare la griglia a bassa temperatura e ungere le griglie.

Su una griglia leggera con le verdure per 12 minuti per lato, fino a cottura.

Spalmare con gli ingredienti della marinata/condimento

Cavolo gombo e cipolla rossa grigliata

ingredienti

1 cavolo medio tagliato a fette

10 pezzi. ocra

1 cipolla rossa grande, tagliata a rondelle da 1/2 pollice

1/3 di tazza di prezzemolo o basilico italiano, tritato finemente

10 fiori di broccoli

10 pezzi. cavoletti di Bruxelles

Ingredienti per condire

6 cucchiai di olio d'oliva

1 cucchiaino di aglio in polvere

1 cucchiaino di cipolla in polvere

Sale marino, a piacere

3 cucchiai. aceto di vino bianco

1 cucchiaino di senape inglese

Mescolare bene tutti gli ingredienti del condimento.

Riscaldare la griglia a bassa temperatura e ungere le griglie.

Su una griglia leggera con le verdure per 12 minuti per lato, fino a cottura.

Spalmare con gli ingredienti della marinata/condimento

Edamame e cavolo grigliato

ingredienti

20 pezzi. Fagioli Edamame

1 cavolo medio tagliato a fette

1 mazzetto di foglie di lattuga romana

2 carote medie, affettate nel senso della lunghezza e tagliate a metà

4 pomodori grandi, a fette spesse

1/3 di tazza di prezzemolo o basilico italiano, tritato finemente

Ingredienti per condire

6 cucchiai di olio d'oliva

3 gocce di salsa piccante Tabasco

Sale marino, a piacere

3 cucchiai. aceto di vino bianco

1 cucchiaino di maionese senza uova

Mescolare bene tutti gli ingredienti del condimento.

Riscaldare la griglia a bassa temperatura e ungere le griglie.

Su una griglia leggera con le verdure per 12 minuti per lato, fino a cottura.

Spalmare con gli ingredienti della marinata/condimento

Carciofi, carote e cavoli grigliati

ingredienti

1 pc. Carciofo

1 mazzetto di cavolo

2 carote medie, affettate nel senso della lunghezza e tagliate a metà

4 pomodori grandi, a fette spesse

1 aglio grande, tagliato a fette da 1/2 pollice

Ingredienti per condire

6 cucchiai di olio d'oliva

3 gocce di salsa piccante Tabasco

Sale marino, a piacere

3 cucchiai. aceto di vino bianco

1 cucchiaino di maionese senza uova

Mescolare bene tutti gli ingredienti del condimento.

Riscaldare la griglia a bassa temperatura e ungere le griglie.

Su una griglia leggera con le verdure per 12 minuti per lato, fino a cottura.

Spalmare con gli ingredienti della marinata/condimento

Barbabietole grigliate e cuori di carciofi

ingredienti

5 pezzi. Barbabietola

1 tazza di cuori di carciofo

1 mazzetto di foglie di lattuga romana

2 carote medie, affettate nel senso della lunghezza e tagliate a metà

4 pomodori grandi, a fette spesse

Ingredienti per condire

6 cucchiai di olio d'oliva

3 gocce di salsa piccante Tabasco

Sale marino, a piacere

3 cucchiai. aceto di vino bianco

1 cucchiaino di maionese senza uova

Mescolare bene tutti gli ingredienti del condimento.

Riscaldare la griglia a bassa temperatura e ungere le griglie.

Su una griglia leggera con le verdure per 12 minuti per lato, fino a cottura.

Spalmare con gli ingredienti della marinata/condimento

Asparagi grigliati con vinaigrette alla senape inglese

INGREDIENTI

2 cucchiaini di scorza di limone grattugiata finemente

2 cucchiai di succo di limone fresco

1 cucchiaio di senape inglese

¼ di tazza di olio extra vergine di oliva, più altro

Sale marino, pepe appena macinato

2 grossi mazzi di asparagi spessi, mondati

2 cipollotti, tagliati a metà se grandi

Riscaldare la griglia a temperatura media.

Mescolare la scorza di limone, il succo di limone, la senape e ¼ di tazza di olio in una ciotola

Aggiungi sale e pepe.

Mettere gli asparagi e i cipollotti nella padella e condirli con l'olio.

Condire con sale marino e pepe.

Grigliare per circa 4 minuti per lato o fino a cottura ultimata.

Cospargi il condimento sulle verdure arrostite.

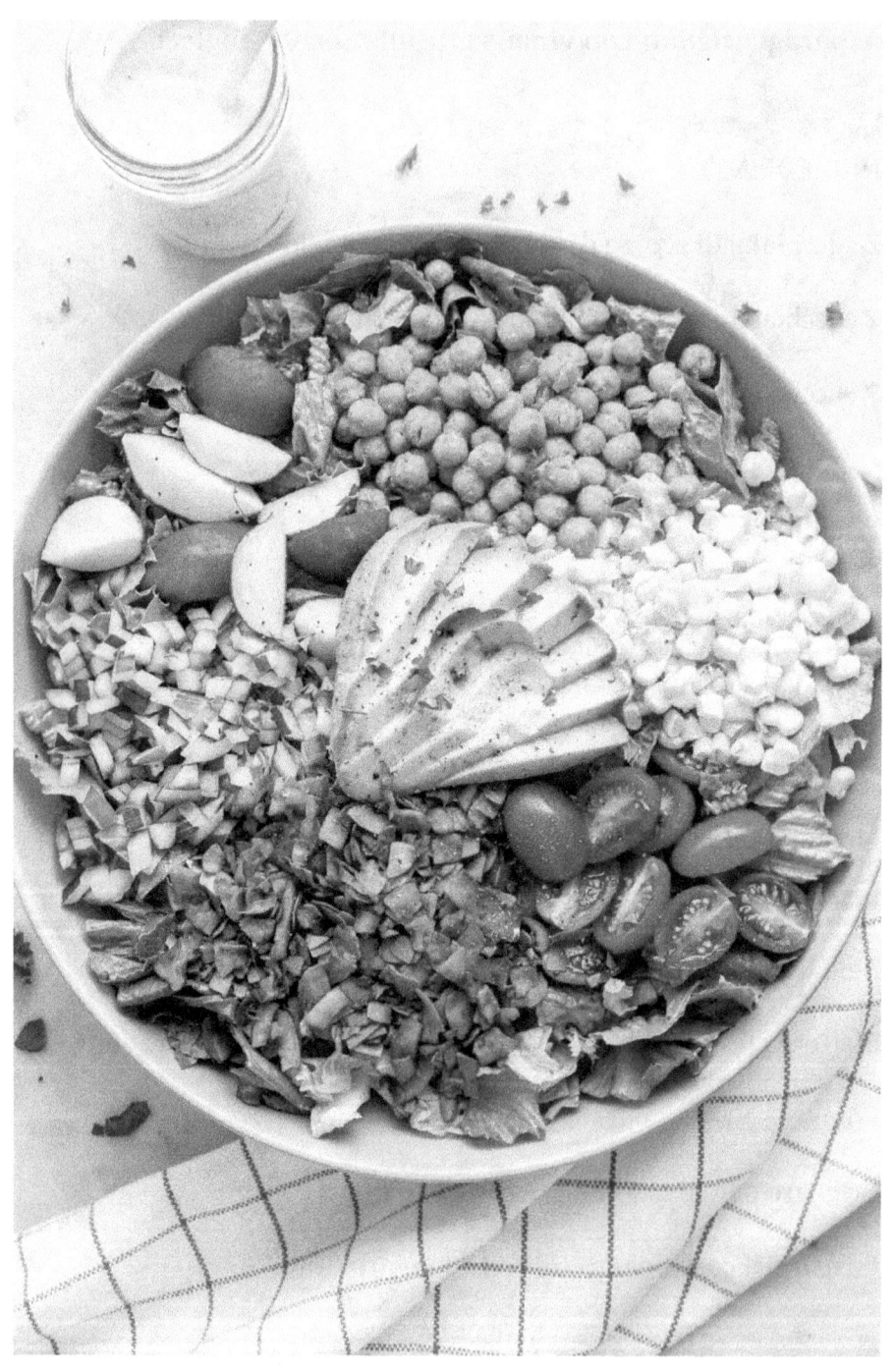

Nodo alla griglia e funghi Shitake

INGREDIENTI

12 once. funghi freschi

4 once. funghi shitake

8 once. carote piccole (circa 6), pulite, tagliate a metà nel senso della lunghezza.

4 cucchiai di olio di canola, diviso

Sale marino e pepe nero appena macinato

2 cucchiai di salsa di soia a basso contenuto di sodio

2 cucchiai di aceto di riso non stagionato

1 cucchiaio di olio di sesamo fritto

1 cucchiaino di zenzero sbucciato finemente grattugiato

6 cipollotti, tagliati in diagonale a fettine sottili

2 cucchiaini di sesamo tostato

Riscaldare la griglia a temperatura media.

Mescolare funghi e carote con 3 cucchiai. canola in una ciotola.

Aggiungi sale e pepe.

Grigliare, girando regolarmente i funghi e le carote, finché non sono cotti.

Mescolare salsa di soia, aceto, olio di sesamo, zenzero e il restante 1 cucchiaio. canola in una ciotola.

Tagliare la carota in pezzi da 2 pollici

Tagliare i funghi a pezzetti.

Mescolarli con vinaigrette, cipollotti e semi di sesamo

Aggiungi sale e pepe.

Cavolfiore alla griglia con patatine

INGREDIENTI

½ tazza di olio d'oliva, più altro per grigliare

1 cavolfiore cavolo grande (circa 2 libbre e mezzo), rimuovere i gambi e rimuovere le foglie esterne.

2 peperoncini chipotle in scatola in adobo, tritati finemente, più 3 cucchiai di salsa adobo

8 spicchi d'aglio finemente grattugiati

6 cucchiai di aceto di vino rosso

3 cucchiai di miele

2 cucchiai di sale kosher

2 cucchiai di paprika affumicata

1 cucchiaio di origano essiccato

fettine di limone (per servire)

Preparare la griglia a temperatura media e ungere le griglie.

Tagliate il cavolfiore in 4 parti uguali.

Aggiungi i peperoncini, la salsa adobo, l'aglio, l'aceto, la melassa, il sale, la paprika, l'origano e la restante ½ tazza di olio d'oliva in una ciotola media.

Spennellare un lato di ogni bistecca di cavolfiore con questa salsa e adagiare le bistecche sulla griglia con il lato della salsa rivolto verso il basso.

Ricoprire l'altro lato con la salsa.

Grigliare il cavolfiore per 7-8 minuti.

Versare la salsa sul lato cotto

Grigliare fino a quando l'altro lato è tenero, 7-8 minuti.

Mettere a fuoco indiretto e ricoprire con la salsa. C

Grigliare fino a cottura. Questo richiede circa 20 minuti.

Servire con spicchi di limone.

Asparagi alla griglia con miso

INGREDIENTI

¼ di tazza più 2 cucchiai di mirin (vino di riso dolce giapponese)

¼ tazza di miso bianco

2 cucchiai di aceto di vino bianco stagionato

2 cucchiaini di zenzero sbucciato fresco grattugiato

2 mazzi di asparagi (circa 2 libbre), tagliati

fettine di limone, cipollotto tritato finemente e sesamo tostato (per servire)

Sale marino, a piacere

Prepara la griglia a fuoco alto.

Mescolare il mirin, il miso, l'aceto e lo zenzero in una ciotola.

Disporre gli asparagi in una pirofila e ricoprirli con il composto della marinata.

Mescolare per unire.

Grigliare gli asparagi fino a quando non saranno leggermente carbonizzati e teneri, 4 minuti e mezzo.

Spremere il succo di lime e guarnire con scalogno e semi di sesamo.

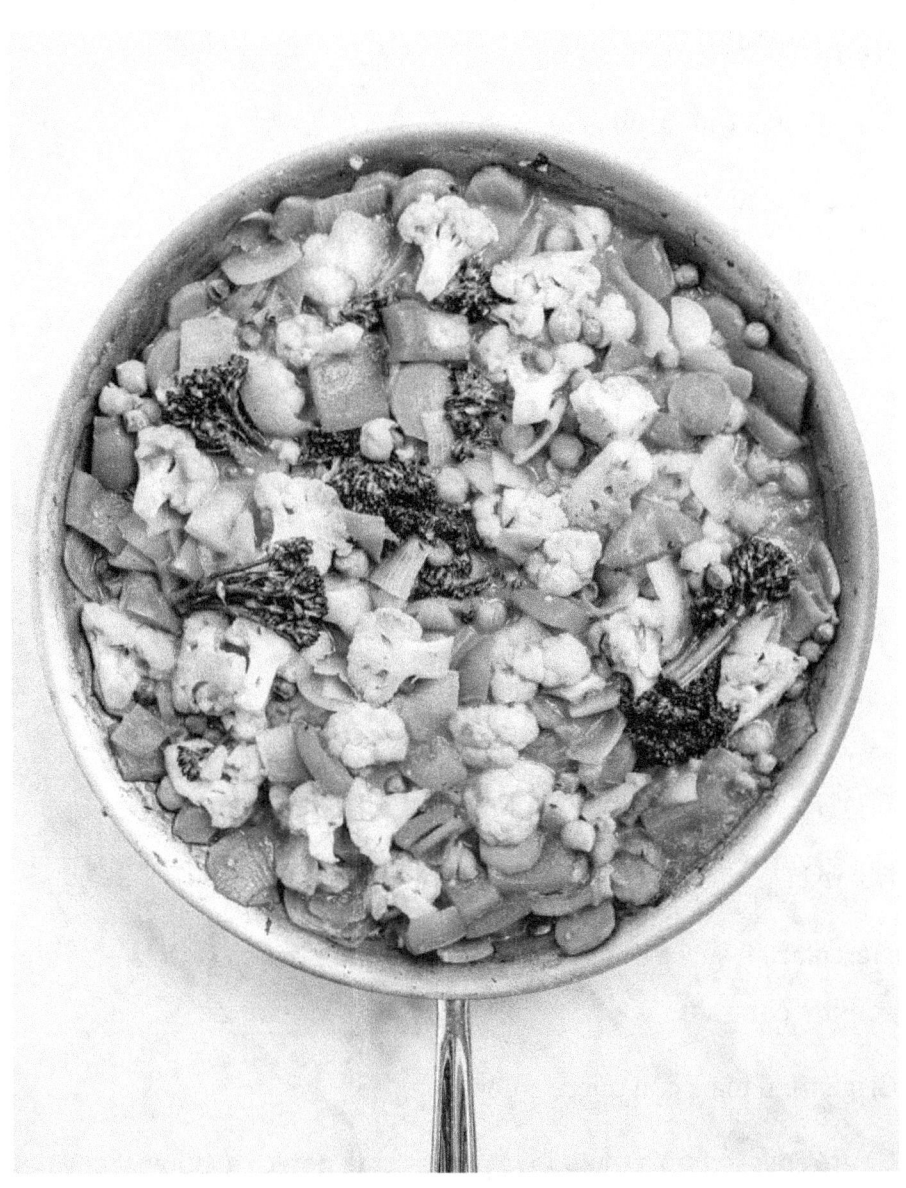

Mais grigliato con pepe poblano

INGREDIENTI

Olio d'oliva (per grigliare)

2 cucchiai di succo di limone fresco

¾ cucchiaino di salsa piccante (come quella di Frank)

sale marino

4 spighe di grano, nel guscio

2 piccoli peperoni poblano

3 cucchiai di olio extravergine di oliva

2 cipollotti tritati

Preriscaldare la griglia a temperatura media

Oliare la griglia.

Mescolare il succo di lime e la salsa piccante in una ciotola e condire con sale.

Grigliare il mais con bucce e peperoni.

Girare spesso fino a quando la pannocchia non è carbonizzata e il peperone è leggermente tostato

Versare l'olio d'oliva sul mais.

Taglia i chicchi.

Pulite i peperoni dai semi e tritateli finemente.

Mescolare il mais con i cipollotti

Condire con sale marino.

Broccoli grigliati con yogurt senza latte

INGREDIENTI

2 piccole teste di broccoli (circa mezzo chilo)

sale marino

½ tazza di yogurt naturale non caseario

1 cucchiaio di olio d'oliva

1 cucchiaio di senape inglese

1 cucchiaino e mezzo di peperoncino Kashmir in polvere o paprika

1 cucchiaino di chaat masala

1 cucchiaino di cumino macinato

1 cucchiaino di curcuma macinata

Olio vegetale (per il barbecue)

Tagliare i gambi dai broccoli

Tagliare i gambi nel senso della lunghezza in rettangoli spessi ¼ di pollice.

Rompere la testa dei broccoli in grandi cimette.

Cuocere in una pentola di acqua bollente salata fino a quando diventa verde brillante e tenero. Questo richiede 2 minuti.

Scolare e trasferire in una ciotola di acqua ghiacciata.

Scolare e asciugare.

Unisci lo yogurt vegetale, l'olio d'oliva, la senape, il peperoncino in polvere, il chaat masala, il cumino e la curcuma in una ciotola capiente.

Aggiungere i broccoli e mescolare con la miscela liquida.

Condire con sale marino.

Preparare la griglia a temperatura media.

Grigliare i broccoli fino a quando non saranno leggermente carbonizzati, 6 minuti.

Funghi grigliati con salsa di mandorle e limone

INGREDIENTI

1½ tazza di mandorle intere sbollentate

1 cucchiaio di succo di limone fresco

4 cucchiai di olio extravergine di oliva, divisi

1 cucchiaio più 2 cucchiaini di aceto di sherry, divisi

sale marino

1 chilo di funghi freschi, steli tagliati, dimezzati nel senso della lunghezza

Pepe nero appena macinato

Preriscaldare il forno a 350 gradi.

Separare 6 mandorle per la decorazione.

Tostare le noci rimanenti in una ciotola resistente al forno, mescolando regolarmente.

Tostare fino a doratura e aromatico. Questo richiede circa 8-10 minuti.

Trita finemente le mandorle in un frullatore.

Aggiungi il succo di limone, 2 cucchiai. olio, 1 cucchiaio. aceto e una tazza d'acqua.

Frullate aggiungendo altra acqua fino ad ottenere una salsa abbastanza liscia

Aggiungi sale.

Preparare la griglia a temperatura media.

Mescolare i funghi e i restanti 2 cucchiai. olio in una ciotola.

Aggiungi sale e pepe.

Grigliare i funghi fino a renderli morbidi e carbonizzati. Questo richiede circa 5 minuti.

Riporta i funghi nella ciotola e mescola con i restanti 2 cucchiaini. aceto.

Servire i funghi con la salsa e guarnire con le mandorle.

Finocchi super facili

INGREDIENTI

4 finocchi medi (circa 3 libbre in totale), tagliati a fette spesse 1/2 pollice

3 cucchiai di olio extravergine di oliva

sale marino

Pepe appena macinato

Mescolare il finocchio con l'olio.

Condire con sale marino e pepe.

Grigliare i finocchi a fuoco medio per circa 4 minuti per lato.

Carote affumicate grigliate con yogurt vegano

INGREDIENTI

3 libbre di carote con cime, sbucciate, cime tagliate a 1 pollice

2 cipollotti, togliere le punte, tagliarli a metà nel senso della lunghezza

4 cucchiai di olio extravergine di oliva, divisi

sale marino

1 cucchiaino di semi di cumino

1 peperoncino Serrano, tritato, più altro tritato per servire

1 tazza di yogurt naturale non caseario

3 cucchiai. succo di lime fresco

2 cucchiai di menta tritata, più foglie per servire

Requisiti speciali

Macinino per spezie o mortaio e pestello

Preparare la griglia a temperatura media.

Lancia le carote e lo scalogno in una teglia cerchiata con 2 cucchiai. olio d'oliva

Condire con sale marino.

Grigliare e coprire, girando spesso, per 15-20 minuti.

Tostare il cumino in una padella a fuoco medio fino a quando non diventa fragrante.

Lascialo raffreddare.

Macina e mescola in una ciotola insieme al Serrano tritato, allo yogurt, al succo di lime, alla menta tritata e ai restanti 2 cucchiai. olio.

Condire con sale marino.

Zucchine grigliate, funghi e cavolfiore

INGREDIENTI Nutrizione

2 zucchine, affettate

2 zucche gialle, affettate

1 peperone rosso, a dadini

1 chilo di funghi freschi, dimezzati

1 cipolla rossa, tagliata a metà e affettata

2 tazze di cimette di broccoli

2 tazze di cimette di cavolfiore

Ingredienti per la vinaigrette

condire leggermente con olio d'oliva

3 cucchiai di succo di limone fresco

9 spicchi d'aglio

1 cucchiaio di basilico fresco tritato

1/4 di tazza di prezzemolo tritato

¼ cucchiaino di origano

sale marino

Pepe

Disporre le verdure su 2 fogli di alluminio.

Mescolare gli ingredienti della vinaigrette, cospargere di verdure.

Coprire e sigillare con un foglio di alluminio

Cuocere per mezz'ora, coperto, a fuoco medio.

Durante l'intero processo di cottura, capovolgere una volta i fogli di alluminio.

Asparagi Broccoli E Cavolfiore Alla Griglia

ingredienti

Cavolfiore

Broccoli

asparago

½ bicchiere di olio extravergine di oliva

1/2 cucchiaino di condimento italiano

Sale marino e pepe a piacere

1/2 limone fresco

Lavate, scolate e affettate le verdure.

Unire per la marinata:

Olio d'oliva (1/8 tazza)

Olio d'oliva toscano (1/8 tazza)

Condimento italiano (1/2 cucchiaino)

Sale marino e pepe a piacere.

Marinare le cimette di cavolfiore e i broccoli con gli ingredienti della marinata per 45 minuti in un sacchetto con chiusura a zip a temperatura ambiente.

Cospargere gli asparagi con olio d'oliva.

Condire con 3/4 cucchiaini. pepe e un po 'di sale marino a piacere

Riscalda la griglia a fuoco medio

Grigliare fino a quando le verdure sono morbide e croccanti.

Spremete il succo di limone sulle verdure

Carote grigliate con miele e glassa allo zenzero

ingredienti

Ingredienti per la vinaigrette

1/4 di tazza di miele

1/4 di tazza di salsa di soia

2 cucchiaini di aglio appena tritato, circa 1 spicchio medio

1/2 cucchiaino di zenzero fresco finemente grattugiato

1/4 di cucchiaino di pepe rosso macinato

Per le carote:

3 carote grandi, sbucciate e tagliate in diagonale a fette da 3/4 di pollice

3 cucchiai di olio extravergine di oliva

1 cipollotto, affettato sottilmente

sale marino

Mescolare gli ingredienti per la vinaigrette.

Mescolare le fette di carota con l'olio in una ciotola.

Condire con sale marino.

Preriscaldare la griglia e posizionare le carote sul lato della griglia per cuocere dolcemente a fuoco indiretto per 45 minuti.

Assicurati di girare le carote ogni 15 minuti.

Ricoprire con la vinaigrette e infornare.

Cuocere per altri 3 minuti e trasferire in una ciotola.

Versare sopra la vinaigrette e guarnire con i cipollotti

Melanzane grigliate a spirale con pomodorini

ingredienti

Ingredienti del ripieno

1 1/2 tazze di yogurt non caseario

1/2 tazza di buon formaggio vegano

1 cucchiaio di succo fresco di 1 limone

2 cucchiaini di origano fresco tritato finemente

1 cucchiaino di menta fresca tritata finemente

1 cucchiaino di aneto fresco tritato finemente

1 cucchiaino di aglio tritato (circa 1 spicchio medio)

Sale marino e pepe nero appena macinato

Per gli involtini di melanzane:

2 melanzane grandi, tagliate le estremità e affettate longitudinalmente in fette da 1/4 di pollice

1/3 di tazza di olio extra vergine di oliva

3 pomodori Roma, diraspati, snocciolati e tagliati a cubetti da 1/4 di pollice

1 cetriolo inglese, privato dei semi e tagliato a dadini da 1/4 di pollice

Sale marino e pepe nero appena macinato

Preriscalda la griglia a medio-alta

Unire gli ingredienti per il ripieno

Condire le melanzane con olio d'oliva, sale e pepe.

Friggere le melanzane a fuoco medio per 2 minuti per lato.

Lascia raffreddare per 4 minuti.

Distribuire gli ingredienti del ripieno su ogni melanzana e decorare con pomodori e cetrioli.

Arrotolare le melanzane a spirale.

Spiedini di zucchine grigliate

Ingredienti per la vinaigrette

1/4 di tazza di olio extra vergine di oliva

2 cucchiai di succo di limone fresco di 1 limone, più 1 limone aggiuntivo, affettato per servire

2 cucchiai di aceto di vino bianco

4 cucchiaini di aglio fresco tritato (circa 2 spicchi medi)

2 cucchiaini di origano essiccato

1 cucchiaino di foglie di menta fresca tritate finemente

Sale marino e pepe nero appena macinato

Ingredienti principali

Formaggio vegano da 1 libbra, tagliato a cubetti da 3/4 di pollice

2 zucchine medie, tagliate a rondelle da 1/2 pollice

2 cipolle rosse medie, sbucciate e tagliate a pezzi da 3/4 di pollice

1 litro di pomodorini

Spiedini di legno, ammollati in acqua per almeno 30 minuti prima dell'uso

Tzatziki, per servire (facoltativo)

Torta riscaldata per servire (opzionale)

Mescolare gli ingredienti per la vinaigrette.

Infilzare il formaggio, le zucchine, la cipolla e i pomodori.

Preriscalda la griglia a fuoco medio.

Grigliare fino a quando il formaggio si scioglie e le zucchine si sciolgono, 4 minuti o fino a quando non si ammorbidiscono.

Spremere il succo di limone e servire con vinaigrette, tzatziki e pane pita.

Spiedini di peperoncino Shishito con glassa Teriyaki Ricetta

ingredienti

Peperoni shishito da 1 libbra

sale marino

Pepe nero appena macinato

1/4 di tazza di salsa teriyaki

Infilare i peperoni su una fila di 2 spiedini, distanziandoli di circa 2,5 cm l'uno dall'altro per girarli facilmente.

Preriscalda la griglia a medio-alta.

Griglia ogni peperone fino a carbonizzare su un lato, circa 2 minuti.

Girare i peperoni e cuocere dall'altro lato per circa 2 minuti in più.

Aggiungi sale e pepe.

Spennellare con salsa teriyaki.

Radicchio grigliato con formaggio vegano

ingredienti

2 cespi interi di radicchio, tagliati a metà nel mezzo

Sale marino e pepe nero appena macinato

Formaggio a base di tofu vegano sbriciolato da 1/3 di tazza

Olio extravergine di oliva, per ungere

Saba o sciroppo balsamico, da versare (vedi nota)

Preriscalda la griglia a medio-alta

Adagiare sulla griglia il radicchio con la parte tagliata rivolta verso il basso.

Grigliare fino a quando leggermente carbonizzato su un lato, circa 2 minuti.

Girare e condire la parte superiore con sale e pepe.

Cuocere l'altro lato fino a carbonizzare, circa altri 2 minuti.

Cuocere a fuoco indiretto fino a cottura ultimata, circa 1 minuto in più.

Cospargere con formaggio vegano

Condire con olio d'oliva e sciroppo.

Fagioli di avocado e una ciotola di pomodori

ingredienti

1/2 tazza di fagioli neri stufati salati, riscaldati

1 cucchiaino di olio extravergine di oliva

1/2 tazza di pomodori Roma

1/4 tazza di chicchi di mais freschi (da 1 spiga)

1/2 avocado di media maturità, affettato sottilmente

1 ravanello medio, affettato molto sottilmente

2 cucchiai di foglie di coriandolo fresco

1/4 di cucchiaino di sale marino

1/8 cucchiaino di pepe nero

Scaldare una padella a fuoco medio.

Aggiungi olio nella padella.

Aggiungere i pomodori all'olio e cuocere fino a renderli morbidi ma non carbonizzati, circa 3 minuti.

Metti i pomodori accanto ai fagioli in una ciotola capiente.

Bollire il mais e farlo bollire per 2 minuti e mezzo.

Metti il mais con i pomodori.

Aggiungi avocado, ravanello e coriandolo.

Aggiungi sale e pepe.

Ciotole di fagioli neri di quinoa

ingredienti

2 cucchiaini di olio extravergine di oliva, divisi

1 cucchiaino di aceto di vino bianco

1/4 di cucchiaino di sale marino, diviso

1 tazza di quinoa cotta calda

1 tazza di pomodorini, dimezzati

1/2 tazza di fagioli neri in scatola non salati, sciacquati, scolati e riscaldati

2 cucchiai di coriandolo tritato, più altro per guarnire

1/2 avocado maturo, affettato

Mescolare 1 1/2 cucchiaini di olio, aceto e un pizzico di sale marino.

Mescolare bene la quinoa, i pomodori, i fagioli, il coriandolo e 1/8 di cucchiaino di sale.

Dividi questo composto in 2 ciotole.

Scaldare una padella a fuoco medio.

Aggiungi il restante 1/2 cucchiaino di olio.

Rompi le uova, una alla volta, nella padella.

Coprire e lasciare cuocere fino a quando gli albumi sono fissati e i tuorli sono ancora liquidi, circa 2 o 3 minuti.

Versare uniformemente il condimento sulla miscela di quinoa

Decorare con uova e avocado.

Condire con il resto del sale marino.

Guarnire con il coriandolo.

Cavoletti di Bruxelles con salsa di soia

ingredienti

2 cucchiai di olio di sesamo, diviso

4 once di tempeh, affettato sottilmente

4 cucchiaini di salsa di soia

2 cucchiaini di aceto di sherry

1/8 cucchiaino di sale marino

2 cucchiai di coriandolo fresco tritato, diviso

11/2 tazze di cavoletti di Bruxelles affettati sottilmente

Fette sottili di peperoncino jalapeno

2 cucchiai di arachidi non salate tritate, fritte

2 fette di lime

Riscaldare la padella a fuoco medio

Scaldare 1 cucchiaio di olio in una padella.

Aggiungere il tempeh e cuocere fino a quando diventa molto croccante e dorato, circa 2 minuti per lato.

Trasferire su un piatto.

In una ciotola mescolare la salsa di soia, l'aceto, il sale, 1 cucchiaio di coriandolo e l'olio di sesamo rimanente.

Aggiungere i cavoletti di Bruxelles e mescolare.

Dividi in 2 ciotole.

Cospargere con fette di peperoncino jalapeno e arachidi e guarnire con fette di tempeh.

Condire con il condimento rimanente e guarnire con il coriandolo rimanente.

Servire con spicchi di lime.

Tagliatelle teriyaki vegane

ingredienti

¼ tazza di salsa di soia

1 cucchiaio di miele (nettare di cocco o cocco/zucchero di canna, aggiungere più o meno a piacere)

1 cucchiaino di aceto di riso

½ cucchiaino di olio di sesamo

un pizzico di pepe nero (puoi usare anche pepe rosso macinato o sriracha se ti piace il piccante)

Tagliatelle di ramen da 8-9 once

2 tazze di cavolo Napa tritato o altre verdure a foglia verde come cavolo cinese, spinaci o cavolo cappuccio

3 carote, tagliate alla julienne

1 peperone verde intero, eliminare il gambo e i semi e tagliarlo a fettine sottili (qualsiasi colore andrà bene)

4-5 funghi affettati (baby bella, shiitake, bottone, ecc.)

3 spicchi d'aglio, tritati

1 tazza di taccole

3-4 cipolle, tagliate a pezzi da 2 pollici

Metti le tagliatelle in una pentola di acqua bollente e cuoci fino a quando le tagliatelle iniziano a rompersi.

Togliere dal fuoco, scolare e sciacquare con acqua fredda.

Preparazione della salsa:

Mescolare salsa di soia, miele, aceto di riso, olio di sesamo e pepe.

Scaldare l'olio a fuoco medio.

Aggiungi cavolo, carote, peperoni, funghi e aglio.

Soffriggere le verdure per 2 1/2 minuti finché sono teneri.

Aggiungere le taccole e lo scalogno e cuocere per un altro minuto.

Aggiungere le tagliatelle e metà della salsa.

Saltare in padella a fuoco vivo per 1 minuto e mezzo fino a quando la salsa si addensa e copre le tagliatelle.

Aggiungere la salsa rimanente.

Spaghetti vegani alla carbonara

ingredienti

salsa di anacardi:

1 tazza di anacardi (ammollati durante la notte)

3/4 di brodo vegetale

2 cucchiai di lievito alimentare

3 spicchi d'aglio, tritati finemente

1 cipolla rossa, tritata finemente

sale marino

Pepe

Carbonara:

250 g di pasta integrale per spaghetti

300 g di funghi porcini (affettati)

1 tazza di piselli (freschi o surgelati)

1 cipolla rossa piccola (tritata)

3 spicchi d'aglio (tritati)

1-2 cucchiai di olio extravergine di oliva

prezzemolo fresco

sale marino

Pepe nero

Per fare il formaggio di anacardi

Lavate gli anacardi e tritateli insieme agli altri ingredienti in un frullatore.

Frullare fino ad ottenere una consistenza liscia.

Per preparare gli spaghetti alla carbonara

Cuocere la pasta secondo le istruzioni sulla confezione.

Condire con olio d'oliva.

Scaldare l'olio d'oliva in una padella a fuoco medio.

Aggiungere l'aglio e soffriggere per 1 minuto.

Aggiungere la cipolla e i funghi e soffriggere fino a doratura (circa 5 minuti).

Aggiungere i piselli e cuocere per altri 3 minuti.

Mescolare in ¼ di tazza di anacardi

Guarnire con prezzemolo fresco.

Insalata di spaghetti di riso

ingredienti

Salsa

3 cucchiai di salsa di soia

1 cucchiaio di aceto di vino di riso

1 cucchiaio di miele

1 cucchiaino di succo di limone

Insalata

100 g di spaghetti di riso

1 carota

1 zucchina

1/4 di cavolo viola tritato finemente

1 peperone verde tritato finemente

1 peperone giallo, tritato finemente

1 mazzetto di coriandolo fresco, tritato grossolanamente

1 piccola manciata di anacardi tritati grossolanamente

1 cucchiaino di semi di sesamo

1/2 peperoncino rosso

Mescolare tutti gli ingredienti per la salsa.

Mettere a bagno le tagliatelle seguendo le istruzioni sulla confezione.

Mescolare con carote e zucchine.

Aggiungere tutte le altre verdure tritate.

Mescolare con la salsa e guarnire con coriandolo, anacardi, semi di sesamo e peperoncino.

Spaghetti vegani alla bolognese

ingredienti

200 grammi (7 once) di spaghetti

1 zucchina media, a spirale

1 cipolla rossa media, a dadini

6 spicchi d'aglio, tritati

2 tazze (480 ml) di salsa di pomodoro

2 tazze (340 grammi) di lenticchie cotte

1 cucchiaino e mezzo di paprika spagnola

2 cucchiaini di origano

2 cucchiaini di aceto di vino rosso

½ cucchiaino di sale marino

Qualche macinata di pepe

Cuocere la pasta secondo le istruzioni sulla confezione.

Scaldare una padella a fuoco medio.

Aggiungere la cipolla, l'aglio e un po' d'acqua.

Friggere fino a renderle morbide e aggiungere gli altri ingredienti

Cuocere fino a quando le lenticchie non sono riscaldate.

Mescolare la pasta con le zucchine.

Aggiungere la salsa di lenticchie alla bolognese.

Pomodorini ripieni al pesto

ingredienti

Crema di pesto

2 grandi mazzi di basilico (circa 2 tazze di foglie leggermente pressate)

1/4 di tazza di olio extra vergine di oliva

1/4 di tazza di anacardi crudi, ammollati

1 spicchio d'aglio

1 cucchiaino di lievito alimentare

Sale marino e pepe a piacere

Ripieno di quinoa

1 cucchiaio di olio extravergine di oliva

1 cipolla rossa media, a dadini

10 once di spinaci freschi

3 spicchi d'aglio

1/2 cucchiaino di condimento italiano

3 tazze di quinoa cotta

6 cucchiai di pesto vegano

sale marino

Pepe nero a piacere

pomodori -

6 pomodori grandi (privi di semi e torsolo)

2 cucchiai di olio extravergine di oliva

Sale marino e pepe a piacere

basilico fresco

Preriscalda il forno a 400 gradi F.

Mettere tutti gli ingredienti del pesto in un frullatore e frullare fino a che liscio.

Soffriggere la cipolla in olio d'oliva in una padella per 7 minuti o fino a quando diventa traslucida.

Aggiungere gli spinaci e gli spicchi d'aglio e cuocere per altri 2 minuti.

Aggiungere la quinoa cotta, il pesto, il condimento italiano, il sale e il pepe.

Tagliare la parte superiore di ogni pomodoro. Scava tutti i semi.

Versare l'olio d'oliva nella teglia e spalmarlo sopra.

Mettere i pomodorini in una pirofila e irrorare con un filo d'olio.

Condire con sale e pepe.

Versare il ripieno di pesto di quinoa in ogni pomodoro e restituire le cime.

Cuocere per 30 minuti.

Guarnire con basilico.

Insalata di zucchine grigliate con asparagi e melanzane

Ingredienti:

1 pezzo. Tagliare le zucchine nel senso della lunghezza e tagliarle a metà

6 pezzi. asparago

12 once di melanzane (circa 12 once in totale), tagliate longitudinalmente in rettangoli spessi 1/2 pollice

¼ tazza di olio extra vergine di oliva

Ingredienti per condire

6 cucchiai di olio d'oliva

3 gocce di salsa piccante Tabasco

Sale marino, a piacere

3 cucchiai. aceto di vino bianco

1 cucchiaino di maionese senza uova

Preparazione

Riscalda la griglia a medio-alta.

Ricopri le verdure con ¼ di tazza di olio.

Cucinare

Condire con sale e pepe e grigliare per 4 minuti per lato.

Girare una volta in modo da poter vedere i segni della griglia sulle verdure.

Mescolare tutti gli ingredienti per il condimento.

Versare sopra le verdure.

Insalata di indivia e melanzane alla griglia

Ingredienti:

1 pezzo. Tagliare le zucchine nel senso della lunghezza e tagliarle a metà

6 pezzi. asparago

4 pomodori grandi, a fette spesse

1 mazzetto di indivia

1/4 di tazza di olio extra vergine di oliva

Ingredienti per condire

4 cucchiai. olio d'oliva

Condimento per bistecca, McCormick

2 cucchiai. aceto bianco

1 cucchiaio. Timo essiccato

1/2 cucchiaino di sale marino

Preparazione

Riscalda la griglia a medio-alta.

Ricopri le verdure con ¼ di tazza di olio.

Cucinare

Condire con sale e pepe e grigliare per 4 minuti per lato.

Girare una volta in modo da poter vedere i segni della griglia sulle verdure.

Mescolare tutti gli ingredienti per il condimento.

Versare sopra le verdure.

Insalata con mela mango arrostita e cavoletti di Bruxelles

Ingredienti:

1 tazza di mango a dadini

1 tazza di mele Fuji a dadini

5 pezzi. cavoletti di Bruxelles

¼ tazza di olio extra vergine di oliva

Ingredienti per condire

6 cucchiai di olio extravergine di oliva

Sale marino, a piacere

3 cucchiai. Aceto di mele

1 cucchiaio. Miele

1 cucchiaino di maionese senza uova

Preparazione

Riscalda la griglia a medio-alta.

Ricopri le verdure con ¼ di tazza di olio.

Cucinare

Condire con sale e pepe e grigliare per 4 minuti per lato.

Girare una volta in modo da poter vedere i segni della griglia sulle verdure.

Mescolare tutti gli ingredienti per il condimento.

Versare sopra le verdure.

Insalata di melanzane grigliate e mango

Ingredienti:
12 once di melanzane (circa 12 once in totale), tagliate longitudinalmente in rettangoli spessi 1/2 pollice

1 pezzo. Tagliare le zucchine nel senso della lunghezza e tagliarle a metà

1 tazza di mango a dadini

1 tazza di mele Fuji a dadini

¼ tazza di olio extra vergine di oliva

Bendare
2 cucchiai. olio di noce di macadamia

Condimento per bistecca, McCormick

3 cucchiai. Sherry secco

1 cucchiaio. Timo essiccato

Preparazione
Riscalda la griglia a medio-alta.

Ricopri le verdure con ¼ di tazza di olio.

Cucinare

Condire con sale e pepe e grigliare per 4 minuti per lato.

Girare una volta in modo da poter vedere i segni della griglia sulle verdure.

Mescolare tutti gli ingredienti per il condimento.

Versare sopra le verdure.

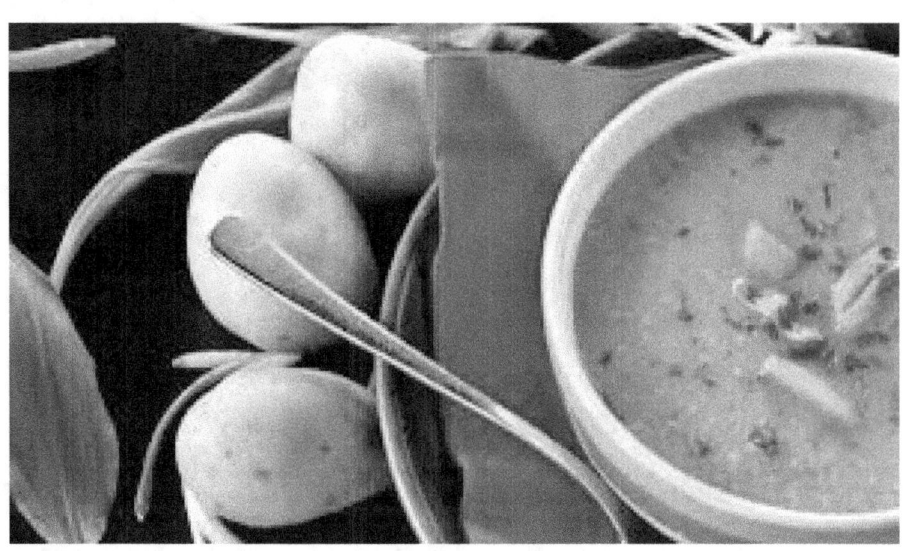

Insalata Kale ananas e melanzane grigliate

Ingredienti:
12 once di melanzane (circa 12 once in totale), tagliate longitudinalmente in rettangoli spessi 1/2 pollice

1 mazzetto di cavolo, lavare e scolare

1 tazza di pezzi di ananas in scatola

¼ tazza di olio extra vergine di oliva

Bendare
2 cucchiai. olio di noce di macadamia

Condimento per bistecca, McCormick

3 cucchiai. Sherry secco

1 cucchiaio. Timo essiccato

Preparazione
Riscalda la griglia a medio-alta.

Ricopri le verdure con ¼ di tazza di olio.

Cucinare

Condire con sale e pepe e grigliare per 4 minuti per lato.

Girare una volta in modo da poter vedere i segni della griglia sulle verdure.

Mescolare tutti gli ingredienti per il condimento.

Versare sopra le verdure.

Insalata di cavolfiore e pomodori alla griglia

Ingredienti:
5 fiori di cavolfiore

5 pezzi. cavoletti di Bruxelles

4 pomodori grandi, a fette spesse

¼ tazza di olio extra vergine di oliva

Ingredienti per condire

6 cucchiai di olio d'oliva

1 cucchiaino di aglio in polvere

Sale marino, a piacere

3 cucchiai. Aceto bianco distillato

1 cucchiaino di maionese senza uova

Preparazione
Riscalda la griglia a medio-alta.

Ricopri le verdure con ¼ di tazza di olio.

Cucinare

Condire con sale e pepe e grigliare per 4 minuti per lato.

Girare una volta in modo da poter vedere i segni della griglia sulle verdure.

Mescolare tutti gli ingredienti per il condimento.

Versare sopra le verdure.

Insalata di cavolo cappuccio e fagiolini alla griglia

Ingredienti:
8 pz. Fagioli verdi

1 mazzetto di cavolo, lavare e scolare

¼ tazza di olio extra vergine di oliva

Bendare
2 cucchiai. olio di noce di macadamia

Condimento per bistecca, McCormick

3 cucchiai. Sherry secco

1 cucchiaio. Timo essiccato

Preparazione
Riscalda la griglia a medio-alta.

Ricopri le verdure con ¼ di tazza di olio.

Cucinare

Condire con sale e pepe e grigliare per 4 minuti per lato.

Girare una volta in modo da poter vedere i segni della griglia sulle verdure.

Mescolare tutti gli ingredienti per il condimento.

Versare sopra le verdure.

Insalata di fagiolini grigliati e cavolfiore

Ingredienti:

8 pz. Fagioli verdi

7 fiori di broccolo

12 once di melanzane (circa 12 once in totale), tagliate longitudinalmente in rettangoli spessi 1/2 pollice

4 pomodori grandi, a fette spesse

5 fiori di cavolfiore

¼ di tazza di olio di noci di macadamia

Ingredienti per condire

6 cucchiai di olio extravergine di oliva

Sale marino, a piacere

3 cucchiai. Aceto di mele

1 cucchiaio. Miele

1 cucchiaino di maionese senza uova

Preparazione

Riscalda la griglia a medio-alta.

Ricopri le verdure con ¼ di tazza di olio.

Cucinare

Condire con sale e pepe e grigliare per 4 minuti per lato.

Girare una volta in modo da poter vedere i segni della griglia sulle verdure.

Mescolare tutti gli ingredienti per il condimento.

Versare sopra le verdure.

Insalata Melanzane grigliate, carote e crescione

Ingredienti:

12 once di melanzane (circa 12 once in totale), tagliate longitudinalmente in rettangoli spessi 1/2 pollice

5 carote

1 mazzetto di crescione lavato e sgocciolato 1 mazzetto di indivia

1/4 di tazza di olio extra vergine di oliva

Ingredienti per condire

6 cucchiai di olio d'oliva

3 gocce di salsa piccante Tabasco

Sale marino, a piacere

3 cucchiai. aceto di vino bianco

1 cucchiaino di maionese senza uova

Preparazione

Riscalda la griglia a medio-alta.

Ricopri le verdure con ¼ di tazza di olio.

Cucinare

Condire con sale e pepe e grigliare per 4 minuti per lato.

Girare una volta in modo da poter vedere i segni della griglia sulle verdure.

Mescolare tutti gli ingredienti per il condimento.

Versare sopra le verdure.

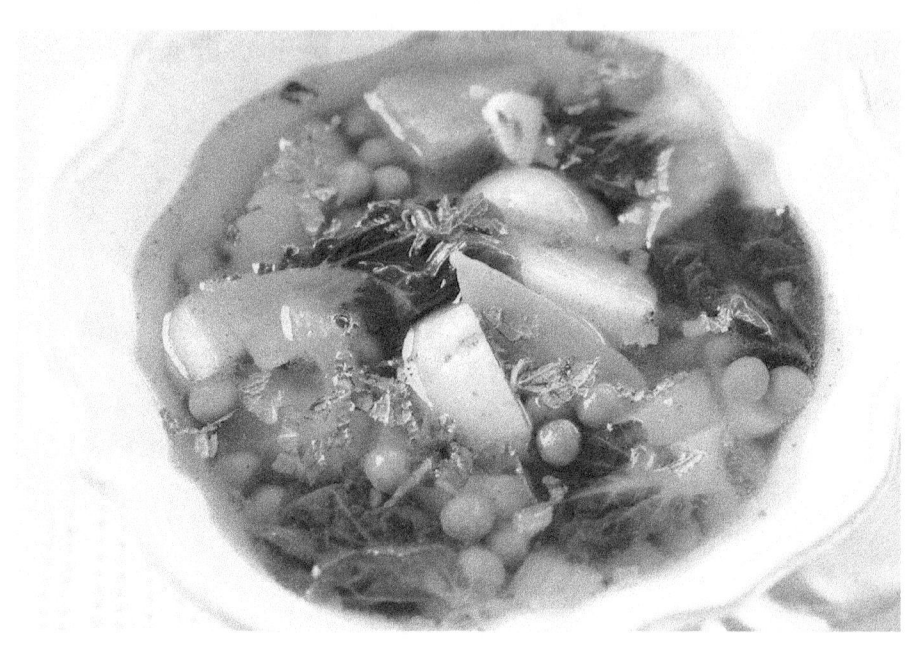

Insalata Carote grigliate, indivia e crescione

Ingredienti:
5 carote

1 mazzetto di crescione, lavare e scolare

1 mazzetto di indivia

1/4 di tazza di olio extra vergine di oliva

Ingredienti per condire

6 cucchiai di olio extravergine di oliva

Sale marino, a piacere

3 cucchiai. Aceto di mele

1 cucchiaio. Miele

1 cucchiaino di maionese senza uova

Preparazione
Riscalda la griglia a medio-alta.

Ricopri le verdure con ¼ di tazza di olio.

Cucinare

Condire con sale e pepe e grigliare per 4 minuti per lato.

Girare una volta in modo da poter vedere i segni della griglia sulle verdure.

Mescolare tutti gli ingredienti per il condimento.

Versare sopra le verdure.

Insalata di melanzane grigliate e carote giovani

Ingredienti:

12 once di melanzane (circa 12 once in totale), tagliate longitudinalmente in rettangoli spessi 1/2 pollice

5 carote

1 mazzetto di crescione, lavare e scolare

1/4 di tazza di olio extra vergine di oliva

Ingredienti per condire

4 cucchiai. olio d'oliva

Condimento per bistecca, McCormick

2 cucchiai. aceto bianco

1 cucchiaio. Timo essiccato

1/2 cucchiaino di sale marino

Preparazione

Riscalda la griglia a medio-alta.

Ricopri le verdure con ¼ di tazza di olio.

Cucinare

Condire con sale e pepe e grigliare per 4 minuti per lato.

Girare una volta in modo da poter vedere i segni della griglia sulle verdure.

Mescolare tutti gli ingredienti per il condimento.

Versare sopra le verdure.

Insalata di crescione alla griglia con carote baby e fagiolini

Ingredienti:

8 pz. Fagioli verdi

5 carote

1 mazzetto di crescione, lavare e scolare

1 mazzetto di indivia

1/4 di tazza di olio extra vergine di oliva

Ingredienti per condire

6 cucchiai di olio d'oliva

3 gocce di salsa piccante Tabasco

Sale marino, a piacere

3 cucchiai. aceto di vino bianco

1 cucchiaino di maionese senza uova

Preparazione

Riscalda la griglia a medio-alta.

Ricopri le verdure con ¼ di tazza di olio.

Cucinare

Condire con sale e pepe e grigliare per 4 minuti per lato.

Girare una volta in modo da poter vedere i segni della griglia sulle verdure.

Mescolare tutti gli ingredienti per il condimento.

Versare sopra le verdure.

Insalata di mais e carciofi grigliati

Ingredienti:

10 once di melanzane (circa 12 once in totale), tagliate longitudinalmente in rettangoli spessi 1/2 pollice

10 pezzi. uva rossa

1/2 tazza di mais in scatola

1 tazza di carciofi in scatola

1 mazzetto di indivia

1/4 di tazza di olio extra vergine di oliva

Ingredienti per condire

6 cucchiai di olio d'oliva

1 cucchiaino di aglio in polvere

Sale marino, a piacere

3 cucchiai. Aceto bianco distillato

1 cucchiaino di maionese senza uova

Preparazione

Riscalda la griglia a medio-alta.

Ricopri le verdure con ¼ di tazza di olio.

Cucinare

Condire con sale e pepe e grigliare per 4 minuti per lato.

Girare una volta in modo da poter vedere i segni della griglia sulle verdure.

Mescolare tutti gli ingredienti per il condimento.

Versare su frutta e verdura.

Insalata verde alla griglia con cuori di carciofi e insalata di agnello

Ingredienti:
1/2 tazza di mais in scatola
1 tazza di cuori di carciofi in scatola
1 mazzetto di lattuga Boston
1/4 di tazza di olio extra vergine di oliva

Bendare
2 cucchiai. olio di noce di macadamia
Condimento per bistecca, McCormick
3 cucchiai. Sherry secco
1 cucchiaio. Timo essiccato

Preparazione
Riscalda la griglia a medio-alta.

Ricopri le verdure con ¼ di tazza di olio.

Cucinare

Condire con sale e pepe e grigliare per 4 minuti per lato.

Girare una volta in modo da poter vedere i segni della griglia sulle verdure.

Mescolare tutti gli ingredienti per il condimento.

Versare sopra le verdure.

Cavolo rosso alla griglia e insalata di ciliegie

Ingredienti:

8 pz. Fagioli verdi

1/2 cavolo rosso medio, affettato sottilmente

1/4 di tazza di ciliegie

4 pomodori grandi, a fette spesse

¼ di tazza di olio di noci di macadamia

Ingredienti per condire

6 cucchiai di olio extravergine di oliva

Sale marino, a piacere

3 cucchiai. Aceto di mele

1 cucchiaio. Miele

1 cucchiaino di maionese senza uova

Preparazione

Riscalda la griglia a medio-alta.

Ricopri le verdure con ¼ di tazza di olio.

Cucinare

Condire con sale e pepe e grigliare per 4 minuti per lato.

Girare una volta in modo da poter vedere i segni della griglia sulle verdure.

Mescolare tutti gli ingredienti per il condimento.

Versare sopra le verdure.

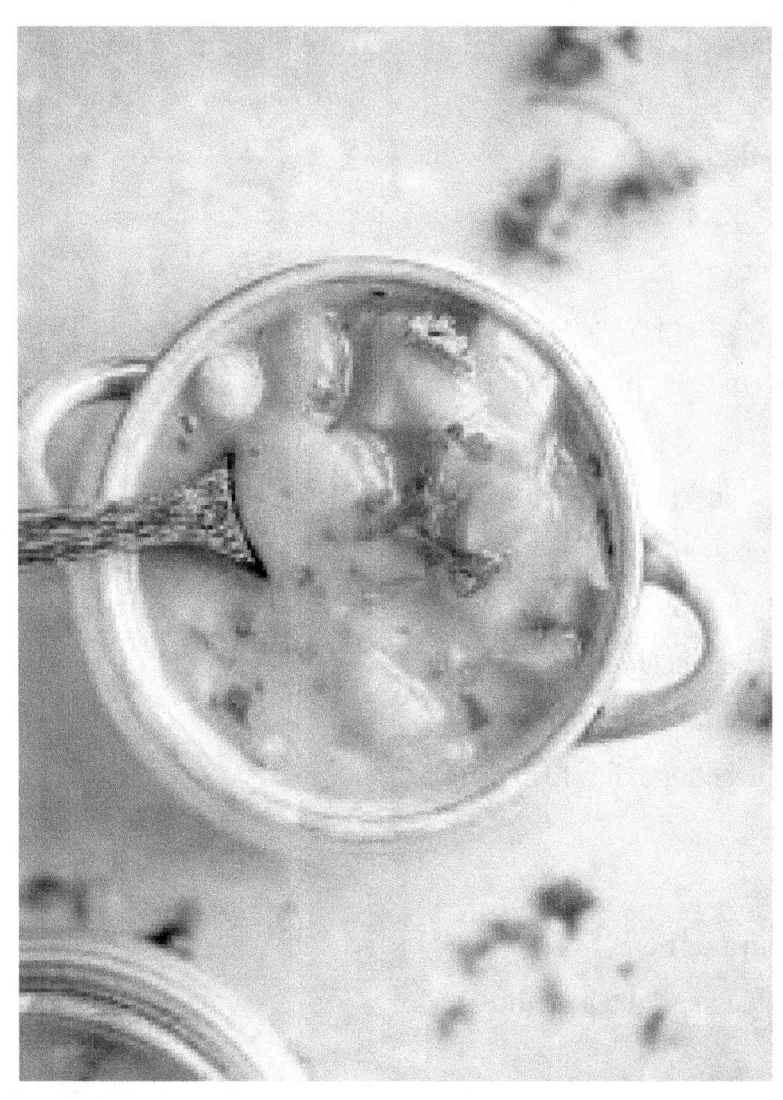

Insalata di cavolfiore grigliato, carote giovani e crescione

Ingredienti:

5 fiori di cavolfiore

5 carote

1 mazzetto di crescione, lavare e scolare

7 fiori di broccolo

Ingredienti per condire

4 cucchiai. olio d'oliva

Condimento per bistecca, McCormick

2 cucchiai. aceto bianco

1 cucchiaio. Timo essiccato

1/2 cucchiaino di sale marino

Preparazione

Riscalda la griglia a medio-alta.

Ricopri le verdure con ¼ di tazza di olio.

Cucinare

Condire con sale e pepe e grigliare per 4 minuti per lato.

Girare una volta in modo da poter vedere i segni della griglia sulle verdure.

Mescolare tutti gli ingredienti per il condimento.

Versare sopra le verdure.

Insalata di lattuga Boston e zucchine grigliate

Ingredienti:
12 once di melanzane (circa 12 once in totale), tagliate longitudinalmente in rettangoli spessi 1/2 pollice
1 pezzo. Tagliare le zucchine nel senso della lunghezza e tagliarle a metà
4 pomodori grandi, a fette spesse
5 fiori di cavolfiore
1 mazzetto di lattuga Boston
1/4 di tazza di olio extra vergine di oliva

Bendare
2 cucchiai. olio di noce di macadamia
Condimento per bistecca, McCormick
3 cucchiai. Sherry secco
1 cucchiaio. Timo essiccato

Preparazione
Riscalda la griglia a medio-alta.

Ricopri le verdure con ¼ di tazza di olio.

Cucinare

Condire con sale e pepe e grigliare per 4 minuti per lato.

Girare una volta in modo da poter vedere i segni della griglia sulle verdure.

Mescolare tutti gli ingredienti per il condimento.

Versare sopra le verdure.

Cuori di carciofo di cavolo Napa alla griglia e insalata di lattuga di Boston

Ingredienti:

1 tazza di cuori di carciofi in scatola

1/2 cavolo Napa medio, affettato sottilmente

1 mazzetto di lattuga Boston

1/4 di tazza di olio extra vergine di oliva

Ingredienti per condire

6 cucchiai di olio d'oliva

1 cucchiaino di aglio in polvere

Sale marino, a piacere

3 cucchiai. Aceto bianco distillato

1 cucchiaino di maionese senza uova

Preparazione

Riscalda la griglia a medio-alta.

Ricopri le verdure con ¼ di tazza di olio.

Cucinare

Condire con sale e pepe e grigliare per 4 minuti per lato.

Girare una volta in modo da poter vedere i segni della griglia sulle verdure.

Mescolare tutti gli ingredienti per il condimento.

Versare sopra le verdure.

Insalata di cuori di carciofi grigliati piccanti

Ingredienti:
1 tazza di cuori di carciofi in scatola

1/2 cavolo Napa medio, affettato sottilmente

1 mazzetto di lattuga Boston

1/4 di tazza di olio extra vergine di oliva

Ingredienti per condire

6 cucchiai di olio d'oliva

3 gocce di salsa piccante Tabasco

Sale marino, a piacere

3 cucchiai. aceto di vino bianco

1 cucchiaino di maionese senza uova

Preparazione
Riscalda la griglia a medio-alta.

Ricopri le verdure con ¼ di tazza di olio.

Cucinare

Condire con sale e pepe e grigliare per 4 minuti per lato.

Girare una volta in modo da poter vedere i segni della griglia sulle verdure.

Mescolare tutti gli ingredienti per il condimento.

Versare sopra le verdure.

Insalata di ananas e mango alla griglia

Ingredienti:
1 tazza di pezzi di ananas in scatola
1 tazza di mango a dadini
5 fiori di cavolfiore
¼ tazza di olio extra vergine di oliva

Ingredienti per condire
6 cucchiai di olio extravergine di oliva
Sale marino, a piacere
3 cucchiai. Aceto di mele
1 cucchiaio. Miele
1 cucchiaino di maionese senza uova

Preparazione
Riscalda la griglia a medio-alta.

Ricopri le verdure con ¼ di tazza di olio.

Cucinare

Condire con sale e pepe e grigliare per 4 minuti per lato.

Girare una volta in modo da poter vedere i segni della griglia sulle verdure.

Mescolare tutti gli ingredienti per il condimento.

Versare sopra le verdure.

Insalata tropicale di cavolfiore

Ingredienti:

5 fiori di cavolfiore

1 tazza di pezzi di ananas in scatola

1 tazza di mango a dadini

1/4 di tazza di olio extra vergine di oliva

Ingredienti per condire

4 cucchiai. olio d'oliva

Condimento per bistecca, McCormick

2 cucchiai. aceto bianco

1 cucchiaio. Timo essiccato

1/2 cucchiaino di sale marino

Preparazione

Riscalda la griglia a medio-alta.

Ricopri le verdure con ¼ di tazza di olio.

Cucinare

Condire con sale e pepe e grigliare per 4 minuti per lato.

Girare una volta in modo da poter vedere i segni della griglia sulle verdure.

Mescolare tutti gli ingredienti per il condimento.

Versare sopra le verdure.

Lattuga romana arrosto e insalata di mango

Ingredienti:
1 mazzetto di foglie di lattuga romana

2 carote medie, affettate nel senso della lunghezza e tagliate a metà

1 tazza di pezzi di ananas in scatola

1 tazza di mango a dadini

¼ di tazza di olio di noci di macadamia

Ingredienti per condire

6 cucchiai di olio extravergine di oliva

Sale marino, a piacere

3 cucchiai. Aceto balsamico

1 cucchiaino di senape di Digione

Preparazione
Riscalda la griglia a medio-alta.

Ricopri le verdure con ¼ di tazza di olio.

Cucinare

Condire con sale e pepe e grigliare per 4 minuti per lato.

Girare una volta in modo da poter vedere i segni della griglia sulle verdure.

Mescolare tutti gli ingredienti per il condimento.

Versare sopra le verdure.

Insalata di mele e cavolo al forno

Ingredienti:
1 tazza di mele Fuji a dadini

1/2 cavolo rosso medio, affettato sottilmente

1/4 di tazza di ciliegie

2 carote medie, affettate nel senso della lunghezza e tagliate a metà

¼ tazza di olio extra vergine di oliva

Ingredienti per condire

6 cucchiai di olio extravergine di oliva

Sale marino, a piacere

3 cucchiai. Aceto balsamico

1 cucchiaino di senape di Digione

Preparazione
Riscalda la griglia a medio-alta.

Ricopri le verdure con ¼ di tazza di olio.

Cucinare

Condire con sale e pepe e grigliare per 4 minuti per lato.

Girare una volta in modo da poter vedere i segni della griglia sulle verdure.

Mescolare tutti gli ingredienti per il condimento.

Versare sopra le verdure.

Insalata di melanzane grigliate e spinaci

Ingredienti:
12 once di melanzane (circa 12 once in totale), tagliate longitudinalmente in rettangoli spessi 1/2 pollice
1/4 di tazza di ciliegie
1 mazzetto di spinaci, lavarli e scolarli
12 pezzi. uva nera
¼ tazza di olio extra vergine di oliva

Ingredienti per condire
6 cucchiai di olio d'oliva
3 gocce di salsa piccante Tabasco
Sale marino, a piacere
3 cucchiai. aceto di vino bianco
1 cucchiaino di maionese senza uova

Preparazione
Riscalda la griglia a medio-alta.

Ricopri le verdure con ¼ di tazza di olio.

Cucinare

Condire con sale e pepe e grigliare per 4 minuti per lato.

Girare una volta in modo da poter vedere i segni della griglia sulle verdure.

Mescolare tutti gli ingredienti per il condimento.

Versare sopra le verdure.

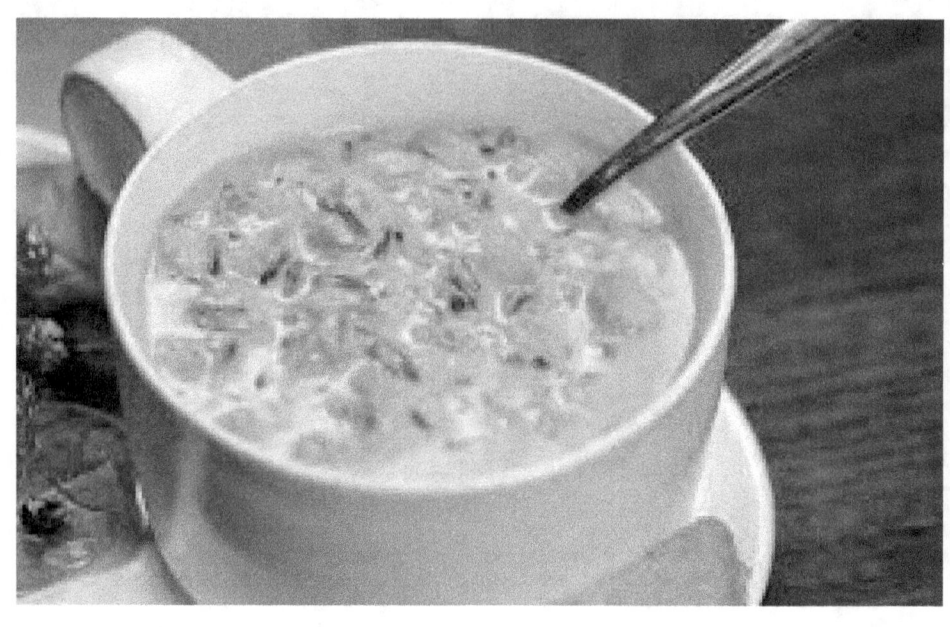

Cavolo Napa Alla Griglia E Cuori Di Melanzane Di Carciofo

Ingredienti:

12 once di melanzane (circa 12 once in totale), tagliate longitudinalmente in rettangoli spessi 1/2 pollice

4 pomodori grandi, a fette spesse

1/2 tazza di mais in scatola

1 tazza di cuori di carciofi in scatola

1/2 cavolo Napa medio, affettato sottilmente

1/4 di tazza di olio extra vergine di oliva

Ingredienti per condire

6 cucchiai di olio d'oliva

1 cucchiaino di aglio in polvere

Sale marino, a piacere

3 cucchiai. Aceto bianco distillato

1 cucchiaino di maionese senza uova

Preparazione

Riscalda la griglia a medio-alta.

Ricopri le verdure con ¼ di tazza di olio.

Cucinare

Condire con sale e pepe e grigliare per 4 minuti per lato.

Girare una volta in modo da poter vedere i segni della griglia sulle verdure.

Mescolare tutti gli ingredienti per il condimento.

Versare sopra le verdure.

Insalata di crescione e pomodori grigliati

Ingredienti:
1 mazzetto di crescione, lavare e scolare
4 pomodori grandi, a fette spesse
5 fiori di cavolfiore
¼ tazza di olio extra vergine di oliva

Ingredienti per condire
6 cucchiai di olio extravergine di oliva
Sale marino, a piacere
3 cucchiai. Aceto di mele
1 cucchiaio. Miele
1 cucchiaino di maionese senza uova

Preparazione
Riscalda la griglia a medio-alta.

Ricopri le verdure con ¼ di tazza di olio.

Cucinare

Condire con sale e pepe e grigliare per 4 minuti per lato.

Girare una volta in modo da poter vedere i segni della griglia sulle verdure.

Mescolare tutti gli ingredienti per il condimento.

Versare sopra le verdure.

Insalata di crescione e cavolfiore alla griglia

Ingredienti:
1 mazzetto di crescione, lavare e scolare
5 fiori di cavolfiore
¼ tazza di olio extra vergine di oliva

Ingredienti per condire
6 cucchiai di olio extravergine di oliva
Sale marino, a piacere
3 cucchiai. Aceto balsamico
1 cucchiaino di senape di Digione

Preparazione
Riscalda la griglia a medio-alta.

Ricopri le verdure con ¼ di tazza di olio.

Cucinare

Condire con sale e pepe e grigliare per 4 minuti per lato.

Girare una volta in modo da poter vedere i segni della griglia sulle verdure.

Mescolare tutti gli ingredienti per il condimento.

Versare sopra le verdure.

Insalata di cavolfiore grigliato, cavoletti di Bruxelles e crescione

Ingredienti:

5 fiori di cavolfiore

5 pezzi. cavoletti di Bruxelles

4 pomodori grandi, a fette spesse

1 mazzetto di crescione, lavare e scolare

1/4 di tazza di olio extra vergine di oliva

Ingredienti per condire

6 cucchiai di olio extravergine di oliva

Sale marino, a piacere

3 cucchiai. Aceto balsamico

1 cucchiaino di senape di Digione

Preparazione

Riscalda la griglia a medio-alta.

Ricopri le verdure con ¼ di tazza di olio.

Cucinare

Condire con sale e pepe e grigliare per 4 minuti per lato.

Girare una volta in modo da poter vedere i segni della griglia sulle verdure.

Mescolare tutti gli ingredienti per il condimento.

Versare sopra le verdure.

Insalata di pomodori e pesche grigliate

Ingredienti:
4 pomodori grandi, a fette spesse

1 tazza di pesche a dadini

¼ tazza di olio extra vergine di oliva

Ingredienti per condire

4 cucchiai. olio d'oliva

Condimento per bistecca, McCormick

2 cucchiai. aceto bianco

1 cucchiaio. Timo essiccato

1/2 cucchiaino di sale marino

Preparazione
Riscalda la griglia a medio-alta.

Ricopri le verdure con ¼ di tazza di olio.

Cucinare

Condire con sale e pepe e grigliare per 4 minuti per lato.

Girare una volta in modo da poter vedere i segni della griglia sulle verdure.

Mescolare tutti gli ingredienti per il condimento.

Versare sopra le verdure.

Insalata di zucchine al forno, pesche e asparagi

Ingredienti:

1 tazza di pesche a dadini

1 pezzo. Tagliare le zucchine nel senso della lunghezza e tagliarle a metà

6 pezzi. asparago

¼ tazza di olio extra vergine di oliva

Ingredienti per condire

6 cucchiai di olio d'oliva

3 gocce di salsa piccante Tabasco

Sale marino, a piacere

3 cucchiai. aceto di vino bianco

1 cucchiaino di maionese senza uova

Preparazione

Riscalda la griglia a medio-alta.

Ricopri le verdure con ¼ di tazza di olio.

Cucinare

Condire con sale e pepe e grigliare per 4 minuti per lato.

Girare una volta in modo da poter vedere i segni della griglia sulle verdure.

Mescolare tutti gli ingredienti per il condimento.

Versare sopra le verdure.

Insalata di cavolo e pomodori alla griglia

Ingredienti:

4 pomodori grandi, a fette spesse

5 fiori di cavolfiore

1 mazzetto di cavolo, lavare e scolare

6 pezzi. asparago

¼ tazza di olio extra vergine di oliva

Ingredienti per condire

6 cucchiai di olio d'oliva

1 cucchiaino di aglio in polvere

Sale marino, a piacere

3 cucchiai. Aceto bianco distillato

1 cucchiaino di maionese senza uova

Preparazione

Riscalda la griglia a medio-alta.

Ricopri le verdure con ¼ di tazza di olio.

Cucinare

Condire con sale e pepe e grigliare per 4 minuti per lato.

Girare una volta in modo da poter vedere i segni della griglia sulle verdure.

Mescolare tutti gli ingredienti per il condimento.

Versare sopra le verdure.

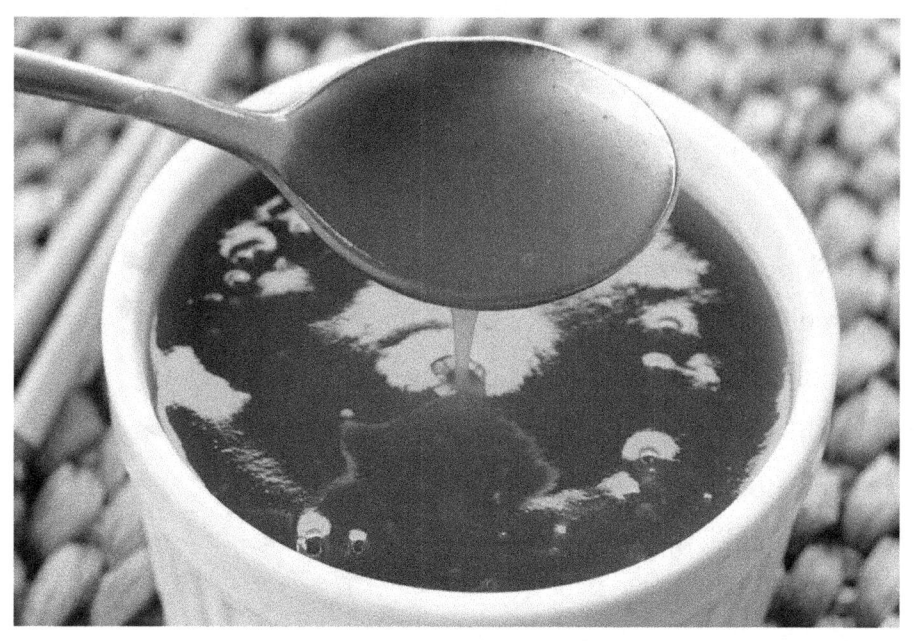

Insalata di cavolo e cavolfiore alla griglia

Ingredienti:
1 mazzetto di cavolo, lavare e scolare

5 fiori di cavolfiore

¼ tazza di olio extra vergine di oliva

Ingredienti per condire

4 cucchiai. olio d'oliva

Condimento per bistecca, McCormick

2 cucchiai. aceto bianco

1 cucchiaio. Timo essiccato

1/2 cucchiaino di sale marino

Preparazione
Riscalda la griglia a medio-alta.

Ricopri le verdure con ¼ di tazza di olio.

Cucinare

Condire con sale e pepe e grigliare per 4 minuti per lato.

Girare una volta in modo da poter vedere i segni della griglia sulle verdure.

Mescolare tutti gli ingredienti per il condimento.

Versare sopra le verdure.

Melanzane e cavoli grigliati in vinaigrette al miele e mele

Ingredienti:
11 once di melanzane (circa 12 once in totale), tagliate longitudinalmente in rettangoli spessi 1/2 pollice

1 mazzetto di cavolo, lavare e scolare

1 mazzetto di lattuga Boston

1/4 di tazza di olio extra vergine di oliva

Ingredienti per condire

6 cucchiai di olio extravergine di oliva

Sale marino, a piacere

3 cucchiai. Aceto di mele

1 cucchiaio. Miele

1 cucchiaino di maionese senza uova

Preparazione
Riscalda la griglia a medio-alta.

Ricopri le verdure con ¼ di tazza di olio.

Cucinare

Condire con sale e pepe e grigliare per 4 minuti per lato.

Girare una volta in modo da poter vedere i segni della griglia sulle verdure.

Mescolare tutti gli ingredienti per il condimento.

Versare sopra le verdure.

Insalata di cavolo e cavolfiore alla griglia con vinaigrette all'aceto balsamico

Ingredienti:

5 fiori di cavolfiore

1 mazzetto di cavolo, lavare e scolare

¼ tazza di olio extra vergine di oliva

Ingredienti per condire

6 cucchiai di olio extravergine di oliva

Sale marino, a piacere

3 cucchiai. Aceto balsamico

1 cucchiaino di senape di Digione

Preparazione

Riscalda la griglia a medio-alta.

Ricopri le verdure con ¼ di tazza di olio.

Cucinare

Condire con sale e pepe e grigliare per 4 minuti per lato.

Girare una volta in modo da poter vedere i segni della griglia sulle verdure.

Mescolare tutti gli ingredienti per il condimento.

Versare sopra le verdure.

Insalata di melanzane e ananas alla griglia

Ingredienti:

12 once di melanzane (circa 12 once in totale), tagliate longitudinalmente in rettangoli spessi 1/2 pollice

1 tazza di pezzi di ananas in scatola

5 fiori di cavolfiore

¼ tazza di olio extra vergine di oliva

Ingredienti per condire

6 cucchiai di olio d'oliva

3 gocce di salsa piccante Tabasco

Sale marino, a piacere

3 cucchiai. aceto di vino bianco

1 cucchiaino di maionese senza uova

Preparazione

Riscalda la griglia a medio-alta.

Ricopri le verdure con ¼ di tazza di olio.

Cucinare

Condire con sale e pepe e grigliare per 4 minuti per lato.

Girare una volta in modo da poter vedere i segni della griglia sulle verdure.

Mescolare tutti gli ingredienti per il condimento.

Versare sopra le verdure.

Insalata di mango, mele e zucchine alla griglia

Ingredienti:

1 tazza di mango a dadini

1 tazza di mele Fuji a dadini

1 pezzo. Tagliare le zucchine nel senso della lunghezza e tagliarle a metà

1 mazzetto di lattuga Boston

1/4 di tazza di olio extra vergine di oliva

Ingredienti per condire

6 cucchiai di olio d'oliva

1 cucchiaino di aglio in polvere

Sale marino, a piacere

3 cucchiai. Aceto bianco distillato

1 cucchiaino di maionese senza uova

Preparazione

Riscalda la griglia a medio-alta.

Ricopri le verdure con ¼ di tazza di olio.

Cucinare

Condire con sale e pepe e grigliare per 4 minuti per lato.

Girare una volta in modo da poter vedere i segni della griglia sulle verdure.

Mescolare tutti gli ingredienti per il condimento.

Versare sopra le verdure.

Insalata di mango di mele e pomodori alla griglia con vinaigrette all'aceto balsamico

Ingredienti:
1 tazza di mango a dadini
1 tazza di mele Fuji a dadini
4 pomodori grandi, a fette spesse
5 fiori di cavolfiore
¼ tazza di olio extra vergine di oliva

Ingredienti per condire
6 cucchiai di olio extravergine di oliva
Sale marino, a piacere
3 cucchiai. Aceto balsamico
1 cucchiaino di senape di Digione

Preparazione
Riscalda la griglia a medio-alta.

Ricopri le verdure con ¼ di tazza di olio.

Cucinare

Condire con sale e pepe e grigliare per 4 minuti per lato.

Girare una volta in modo da poter vedere i segni della griglia sulle verdure.

Mescolare tutti gli ingredienti per il condimento.

Versare sopra le verdure.

Broccoli alla griglia e insalata di fagiolini

Ingredienti:

8 pz. Fagioli verdi

7 fiori di broccolo

8 once di melanzane (circa 12 once in totale), tagliate longitudinalmente in rettangoli spessi 1/2 pollice

4 pomodori grandi, a fette spesse

¼ tazza di olio extra vergine di oliva

Ingredienti per condire

6 cucchiai di olio extravergine di oliva

Sale marino, a piacere

3 cucchiai. Aceto di mele

1 cucchiaio. Miele

1 cucchiaino di maionese senza uova

Preparazione

Riscalda la griglia a medio-alta.

Ricopri le verdure con ¼ di tazza di olio.

Cucinare

Condire con sale e pepe e grigliare per 4 minuti per lato.

Girare una volta in modo da poter vedere i segni della griglia sulle verdure.

Mescolare tutti gli ingredienti per il condimento.

Versare sopra le verdure.

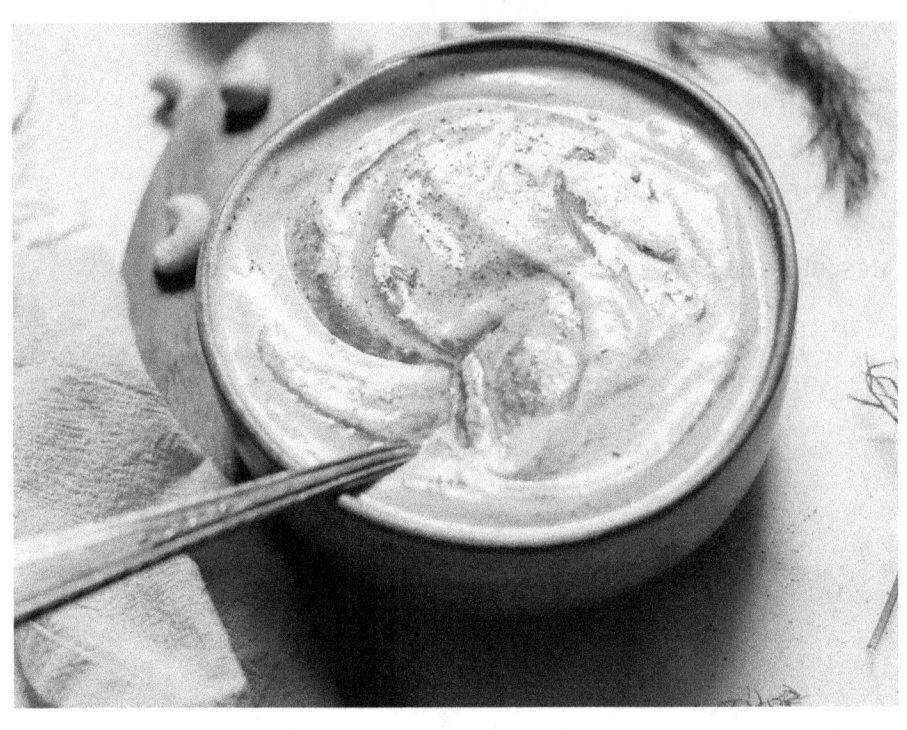

Insalata di spinaci e melanzane grigliate

Ingredienti:

12 once di melanzane (circa 12 once in totale), tagliate longitudinalmente in rettangoli spessi 1/2 pollice

4 pomodori grandi, a fette spesse

1 mazzetto di spinaci, lavarli e scolarli

¼ tazza di olio extra vergine di oliva

Ingredienti per condire

4 cucchiai. olio d'oliva

Condimento per bistecca, McCormick

2 cucchiai. aceto bianco

1 cucchiaio. Timo essiccato

1/2 cucchiaino di sale marino

Preparazione

Riscalda la griglia a medio-alta.

Ricopri le verdure con ¼ di tazza di olio.

Cucinare

Condire con sale e pepe e grigliare per 4 minuti per lato.

Girare una volta in modo da poter vedere i segni della griglia sulle verdure.

Mescolare tutti gli ingredienti per il condimento.

Versare sopra le verdure.

Carote grigliate, crescione e insalata di cavolo

Ingredienti:
5 carote

1 mazzetto di crescione, lavare e scolare

1 mazzetto di cavolo, lavare e scolare

¼ tazza di olio extra vergine di oliva

Ingredienti per condire

6 cucchiai di olio d'oliva

3 gocce di salsa piccante Tabasco

Sale marino, a piacere

3 cucchiai. aceto di vino bianco

1 cucchiaino di maionese senza uova

Preparazione
Riscalda la griglia a medio-alta.

Ricopri le verdure con ¼ di tazza di olio.

Cucinare

Condire con sale e pepe e grigliare per 4 minuti per lato.

Girare una volta in modo da poter vedere i segni della griglia sulle verdure.

Mescolare tutti gli ingredienti per il condimento.

Versare sopra le verdure.

Insalata Insalata di Boston alla griglia, carote e crescione

Ingredienti:

5 carote

1 mazzetto di crescione, lavare e scolare

1 mazzetto di cavolo, lavare e scolare

1 mazzetto di lattuga Boston

1/4 di tazza di olio extra vergine di oliva

Ingredienti per condire

6 cucchiai di olio d'oliva

1 cucchiaino di aglio in polvere

Sale marino, a piacere

3 cucchiai. Aceto bianco distillato

1 cucchiaino di maionese senza uova

Preparazione

Riscalda la griglia a medio-alta.

Ricopri le verdure con ¼ di tazza di olio.

Cucinare

Condire con sale e pepe e grigliare per 4 minuti per lato.

Girare una volta in modo da poter vedere i segni della griglia sulle verdure.

Mescolare tutti gli ingredienti per il condimento.

Versare sopra le verdure.

Insalata di mais e cavolo alla griglia

Ingredienti:

1 mais intero

1 mazzetto di cavolo, lavare e scolare

1 tazza di cuori di carciofi in scatola

6 pezzi. asparago

¼ tazza di olio extra vergine di oliva

Ingredienti per condire

6 cucchiai di olio extravergine di oliva

Sale marino, a piacere

3 cucchiai. Aceto di mele

1 cucchiaio. Miele

1 cucchiaino di maionese senza uova

Preparazione

Riscalda la griglia a medio-alta.

Ricopri le verdure con ¼ di tazza di olio.

Cucinare

Condire con sale e pepe e grigliare per 4 minuti per lato.

Girare una volta in modo da poter vedere i segni della griglia sulle verdure.

Mescolare tutti gli ingredienti per il condimento.

Versare sopra le verdure.

Cavolini di Bruxelles grigliati e insalata di cavolo napa

Ingredienti:

5 fiori di cavolfiore

5 pezzi. cavoletti di Bruxelles

1/2 cavolo Napa medio, affettato sottilmente

5 carote

1 mazzetto di lattuga Boston

1/4 di tazza di olio extra vergine di oliva

Ingredienti per condire

6 cucchiai di olio d'oliva

3 gocce di salsa piccante Tabasco

Sale marino, a piacere

3 cucchiai. aceto di vino bianco

1 cucchiaino di maionese senza uova

Preparazione

Riscalda la griglia a medio-alta.

Ricopri le verdure con ¼ di tazza di olio.

Cucinare

Condire con sale e pepe e grigliare per 4 minuti per lato.

Girare una volta in modo da poter vedere i segni della griglia sulle verdure.

Mescolare tutti gli ingredienti per il condimento.

Versare sopra le verdure.

Cavolo Napa Alla Griglia, Carotine E Insalata Di Lattuga Di Boston

Ingredienti:
1/2 cavolo Napa medio, affettato sottilmente
5 carote
1 mazzetto di lattuga Boston
1/4 di tazza di olio extra vergine di oliva

Ingredienti per condire
6 cucchiai di olio d'oliva
1 cucchiaino di aglio in polvere
Sale marino, a piacere
3 cucchiai. Aceto bianco distillato
1 cucchiaino di maionese senza uova

Preparazione
Riscalda la griglia a medio-alta.

Ricopri le verdure con ¼ di tazza di olio.

Cucinare

Condire con sale e pepe e grigliare per 4 minuti per lato.

Girare una volta in modo da poter vedere i segni della griglia sulle verdure.

Mescolare tutti gli ingredienti per il condimento.

Versare sopra le verdure.

Insalata di spinaci e melanzane grigliate

Ingredienti:

12 once di melanzane (circa 12 once in totale), tagliate longitudinalmente in rettangoli spessi 1/2 pollice

4 pomodori grandi, a fette spesse

1 mazzetto di spinaci, lavarli e scolarli

¼ tazza di olio extra vergine di oliva

Ingredienti per condire

6 cucchiai di olio extravergine di oliva

Sale marino, a piacere

3 cucchiai. Aceto balsamico

1 cucchiaino di senape di Digione

Preparazione

Riscalda la griglia a medio-alta.

Ricopri le verdure con ¼ di tazza di olio.

Cucinare

Condire con sale e pepe e grigliare per 4 minuti per lato.

Girare una volta in modo da poter vedere i segni della griglia sulle verdure.

Mescolare tutti gli ingredienti per il condimento.

Versare sopra le verdure.

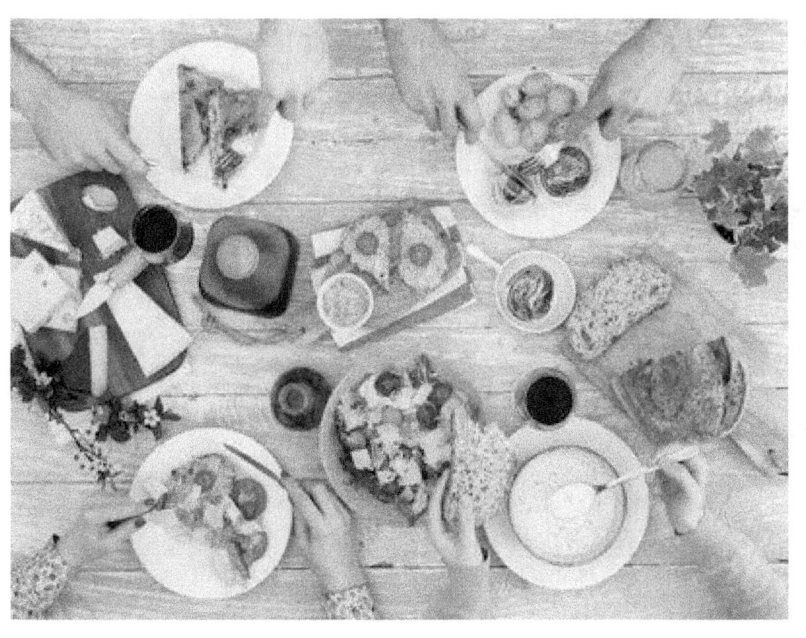

Insalata di carote e melanzane grigliate

Ingredienti:
10 once di melanzane (circa 12 once in totale), tagliate longitudinalmente in rettangoli spessi 1/2 pollice

1 mazzetto di foglie di lattuga romana

2 carote medie, affettate nel senso della lunghezza e tagliate a metà

¼ tazza di olio extra vergine di oliva

Ingredienti per condire

4 cucchiai. olio d'oliva

Condimento per bistecca, McCormick

2 cucchiai. aceto bianco

1 cucchiaio. Timo essiccato

1/2 cucchiaino di sale marino

Preparazione
Riscalda la griglia a medio-alta.

Ricopri le verdure con ¼ di tazza di olio.

Cucinare

Condire con sale e pepe e grigliare per 4 minuti per lato.

Girare una volta in modo da poter vedere i segni della griglia sulle verdure.

Mescolare tutti gli ingredienti per il condimento.

Versare sopra le verdure.

Insalata di cavolo rosso e pomodori alla griglia

Ingredienti:

1/2 cavolo rosso medio, affettato sottilmente

4 pomodori grandi, a fette spesse

1 mazzetto di lattuga Boston

1/4 di tazza di olio extra vergine di oliva

Ingredienti per condire

6 cucchiai di olio extravergine di oliva

Sale marino, a piacere

3 cucchiai. Aceto di mele

1 cucchiaio. Miele

1 cucchiaino di maionese senza uova

Preparazione

Riscalda la griglia a medio-alta.

Ricopri le verdure con ¼ di tazza di olio.

Cucinare

Condire con sale e pepe e grigliare per 4 minuti per lato.

Girare una volta in modo da poter vedere i segni della griglia sulle verdure.

Mescolare tutti gli ingredienti per il condimento.

Versare sopra le verdure.

Asparagi arrosto, zucchine e insalata di cavolo rosso

Ingredienti:

1/2 cavolo rosso medio, affettato sottilmente

1 pezzo. Tagliare le zucchine nel senso della lunghezza e tagliarle a metà

6 pezzi. asparago

¼ tazza di olio extra vergine di oliva

Ingredienti per condire

6 cucchiai di olio d'oliva

3 gocce di salsa piccante Tabasco

Sale marino, a piacere

3 cucchiai. aceto di vino bianco

1 cucchiaino di maionese senza uova

Preparazione

Riscalda la griglia a medio-alta.

Ricopri le verdure con ¼ di tazza di olio.

Cucinare

Condire con sale e pepe e grigliare per 4 minuti per lato.

Girare una volta in modo da poter vedere i segni della griglia sulle verdure.

Mescolare tutti gli ingredienti per il condimento.

Versare sopra le verdure.

www.ingramcontent.com/pod-product-compliance
Lightning Source LLC
Chambersburg PA
CBHW071237080526
44587CB00013BA/1659